新冠肺炎综合防控诊治丛书

SERIES IN COMPREHENSIVE PREVENTION, CONTROL, DIAGNOSIS, AND TREATMENT OF COVID-19

河南省人民医院公共卫生医学中心

分册

河南省卫生健康委员会
河南省人民医院 编写

河南科学技术出版社
·郑州·

图书在版编目（CIP）数据

新冠肺炎综合防控诊治丛书. 河南省人民医院公共卫生医学中心分册 / 河南省卫生健康委员会, 河南省人民医院编写. —郑州：河南科学技术出版社，2020.9（2023.3重印）

ISBN 978-7-5725-0136-4

Ⅰ.①新… Ⅱ.①河… ②河… Ⅲ.①医院－日冕形病毒－病毒病－肺炎－疫情管理－概况－河南 Ⅳ.①R563.1

中国版本图书馆CIP数据核字（2020）第157932号

出版发行：河南科学技术出版社

地址：郑州市郑东新区祥盛街27号　　邮编：450016

电话：（0371）65788613　65788625

网址：www.hnstp.cn

策划编辑：马艳茹

责任编辑：孟凡晓

责任校对：崔春娟

封面设计：张　伟

责任印制：张艳芳

印　　刷：三河市同力彩印有限公司

经　　销：全国新华书店

开　　本：787 mm×1 092 mm　1/16　　印张：6　　字数：100千字

版　　次：2023年3月第2次印刷

定　　价：98.00元

丛书编委会

本书编委会

主　编　武素英

副主编　武启峰　胡晓军　丁　蕊　康　谊

编　委　（按姓氏笔画排序）

丁　蕊　尹沅沅　张书豪　张晓华

武启峰　武素英　胡晓军　秦基石

崔冰心　康　谊　梁雅琼

主编简介

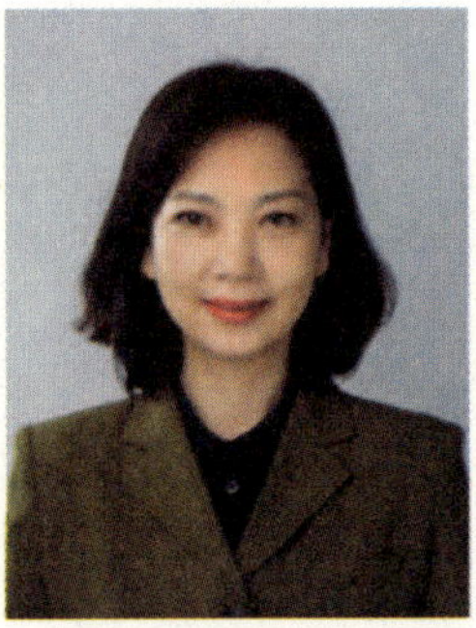

武素英 河南省人民医院党委副书记兼工会主席，正高级经济师，国家卫健委能力建设和继续教育中心医院媒体工作委员会专家委员、中国传媒大学兼职研究员、中国医院协会医院文化专业委员会副主委、中国医师协会健康传播工作委员会顾问团专家、中国卫生计生思想政治工作促进会省级医院分会副会长、中国医师协会人文医学专业委员会常委、河南省医院协会文化管理分会和河南省健康传播工作委员会主委。主编专著两部，先后获河南省科技进步奖二等奖、河南省医学科技进步奖一等奖；多篇论文及理论文章在国家核心期刊、主流媒体、报纸杂志上发表。

序

整合：构建新冠肺炎健康服务生态系统。

Integration: Building COVID-19 Health Services Eco-system.

人类发展史是一部人类与传染病的斗争史。在历史上，危害过人类的传染病有鼠疫、天花、霍乱、麻风、白喉、流行性感冒、梅毒、斑疹伤寒、疟疾、狂犬病、肺结核等数十种之多，其中以鼠疫、天花、流行性感冒影响最大。进入21世纪以来，SARS（严重急性呼吸综合征）、禽流感、埃博拉出血热、中东呼吸综合征等疫情频发，近期新型冠状病毒肺炎（简称新冠肺炎，COVID-19）肆虐，人类与传染病斗争的形势依然严峻。

医院作为重大传染病预警研判、医疗救治、临床研究、宣教培训的综合载体，在疫情防控中的地位举足轻重。但在新冠肺炎疫情暴发初期，也暴露了一些共性短板，如信息传递和反馈滞后、形势误判、决策不当、措施不力、反应迟缓、协调不畅、物资储备不足等。这说明，传统经验式的医院医疗健康服务供给模式，已经无法胜任传播速度快、感染范围广、防控难度大的疫情防控重任。

河南省人民医院是河南省省级新冠肺炎定点救治医院，疫情暴发初期就坚持以生态论、系统论、协同论、制度论、信息论、资源论等方法论为指导，积极整合院内、院外优质资源，构建医院主导、社区支持、社会参与的“三位一体”的新冠肺炎防控健康服务生态系统，取得了“确诊病例全部治愈、医务人员零感染”的成效。

作为奋战在新冠肺炎疫情防控一线的医务工作者，我们不仅有义务提供优质高效的医疗健康服务，更有责任从学术角度寻求在新冠肺炎大流行背景下实施有效干预和优化服务供给的一般规律，以期从临床、护理、社区干预、应急管理、线上服务等多维视角，提供新冠肺炎综合防治示范方案，为巩固我国新冠肺炎疫情防控成果、降低社会经济健康总体代价做出贡献。

基于这种思考，我们着手编写了“新冠肺炎综合防控诊治丛书”。本丛书采用理论分析结合案例报道的形式展开写作，全面总结了新冠肺炎防控健康服务生态系统所涵盖的八个学科在疫情防控中的做法和经验，编著形成九个分册：《应急管理分册》《河南省人民医院公共卫生医学中心分册》《互联智慧分级诊疗分册》《全科与社区分册》《临床诊治分册》《重症救治分册》《护理案例解析及管理分册》和《影像学诊断分册》及其英文版*Image Atlas of COVID-19*。

《应急管理分册》旨在全面总结河南省人民医院构建新冠肺炎疫情期间应急管理体系的做法和经验，涵盖应急管理概述、灾害脆弱性分析、应急管理系统设计、线下服务应急管理、线上服务应急管理、质量安全应急管理、人力资源应急管理、科技创新应急管理、支持保障系统应急管理、信息传播宣传应急管理和境外输入性病例应急管理十一个方面的内容。

《河南省人民医院公共卫生医学中心分册》旨在呈现河南省人民医院公共卫生医学中心尤其是新冠楼的建设成果，真实反映其在疫情防控救治中发挥的重要作用。全书从医防融合、新冠时刻两方面介绍了其建设理念，从医防融合优势、区域相对独立、流向合理顺畅、设计标准规范、配套智能高端、防护安全可靠、服务人性关怀七个方面介绍了其功能布局，从科学规划方面介绍了其支撑保障。

《互联智慧分级诊疗分册》旨在介绍河南省人民医院新冠肺炎线上服务供给，涵盖线上服务系统总论、互联网诊疗、远程医疗服务、96195综合服务及相关制度五个方面的内容。

《全科与社区分册》以医院-社区联防联控为出发点，涵盖疫情下全科与社区的功能定位、新冠肺炎认识、医务人员个人防护、全科及社区工作、信息管理、社区护理、慢性病管理七个方面的内容。

《临床诊治分册》旨在解决新冠肺炎临床诊疗面临的困惑，涵盖新冠肺炎的概述，新冠肺炎临床病例解析，新冠肺炎诊疗热点、难点问题解析，规范化新型冠状病毒临床实验室检测四个方面的内容。

《重症救治分册》重点关注新冠肺炎合并基础性疾病的危重型患者的救治和围术期管理，涵盖新冠肺炎重型及危重型患者在重症监护病房的诊疗及救治，新冠肺炎合并心血管疾病急重症手术及围术期管理四个方面的内容。

《护理案例解析及管理分册》旨在为各级医疗机构新冠肺炎疫情防控护理组织管理提供策略，为护理人员临床护理工作提供切实可行的指导，涵盖新冠肺炎护理案例解析与护理应急管理两方面内容。

《影像学诊断分册》收集了61例典型病例的CT、DR、PET/CT、PET/MR检查，每一张图片都有解释，部分病例还有出院后影像学检查，旨在通过汇编成功救治病例的影像资料，支持临床治疗方案完善。此外，编写委员会还编写了英文版的影像学诊断分册（*Image Atlas of COVID-19*）。

本丛书理论与案例深度融合，图文并茂，可为新冠肺炎临床诊治、社区防控，以及应急管理的日常工作和专项研究提供有益参考，同时也可为政策制定者、高等院校师生及其他有兴趣的社会大众提供借鉴。

本丛书在内容编写上引用了大量文献，皆附书末，在此对原文作者表示感谢。本丛书是在河南科学技术出版社的大力支持下，由河南省卫生健康委员会和河南省人民医院科研与学科建设部、互联智慧健康服务院、全科医学科、公共卫生医学中心、重症医学中心、护理部、影像科共同努力编撰完成，在此一并致谢。

新冠肺炎是新发疾病，研究进展不断更新，加之该病资料有限、编写时间紧迫，本丛书可能存在疏漏和不足之处，恳请各位同仁批评指正。

生命至上，谨以本丛书缅怀每一位因新冠肺炎逝去者，致敬奋战在新冠肺炎疫情防控一线的广大医务工作者！

丛书编写委员会

2020年5月27日

前 言

人民安全是国家安全的基石，只有构建起强大的公共卫生体系，织密防护网，筑牢筑实隔离墙，才能切实为维护人民健康提供有力保障。

在新冠肺炎疫情面前，河南省人民医院之所以能够交出完美答卷，正是得益于对公共卫生体系建设的系统性思考——早筹划、早规划、早完善，依托完善的医疗健康生态系统，推动医防融合、联防联控，逐步优化升级防控体系，率先在全省与疾控机构合作，先后建成公共卫生医学中心、公共卫生医学中心新冠楼，专楼专用，有力地维护了人民健康。

河南省人民医院是新冠肺炎救治省级定点医院，公共卫生医学中心和新冠楼是疫情防控救治的核心阵地和一线战场。新冠肺炎疫情发生后，全社会尤其是医疗卫生与健康系统都在深刻反思公共卫生体系建设的得失，呼吁改革重塑公共卫生体系。经受实战考验的河南省人民医院公共卫生医学中心及新冠楼，对各级医疗机构推进相关建设具有重要的借鉴意义。

为了更好地呈现公共卫生医学中心尤其是新冠楼建设成果，我们特编撰此书，力图通过珍贵图片资料，全面呈现公共卫生医学中心和新冠楼内外的设施设备、功能布局、设计理念、运行管理、服务成效等方方面面，客观记录、真实反映公共卫生医学中心及新冠楼在疫情防控救治中发挥的重要作用，浓缩和见证河南省人民医院乃至全省医疗卫生工作者众志成城抗击疫情的大爱担当，具有很强的资料价值、收藏价值、参考价值。

目 录

第一篇　建设理念

第二篇　功能布局

第三篇　支撑保障

第一篇

建设理念

河南省人民医院公共卫生医学中心是突出“医防融合、平战结合、医研协同”理念建设的集“医疗救治、疫情研判、科技创新、指挥协同、应急储备、队伍培训、平战结合病房、国际交流合作、线上指导、质控、帮扶”等功能于一体的现代化、智能化建筑。

突如其来的新冠肺炎疫情，考验着医疗机构乃至全社会公共卫生体系建设水平。河南省人民医院公共卫生医学中心和在新冠肺炎疫情防控时期建成投用的新冠楼，持续落实“医防融合、平战结合”，在疫情期间专楼专用，很好地满足了新冠肺炎医疗救治尤其是重症患者救治需要，是河南新冠肺炎疫情防控救治的主战场，经受了历练和考验。

第一章

医防融合

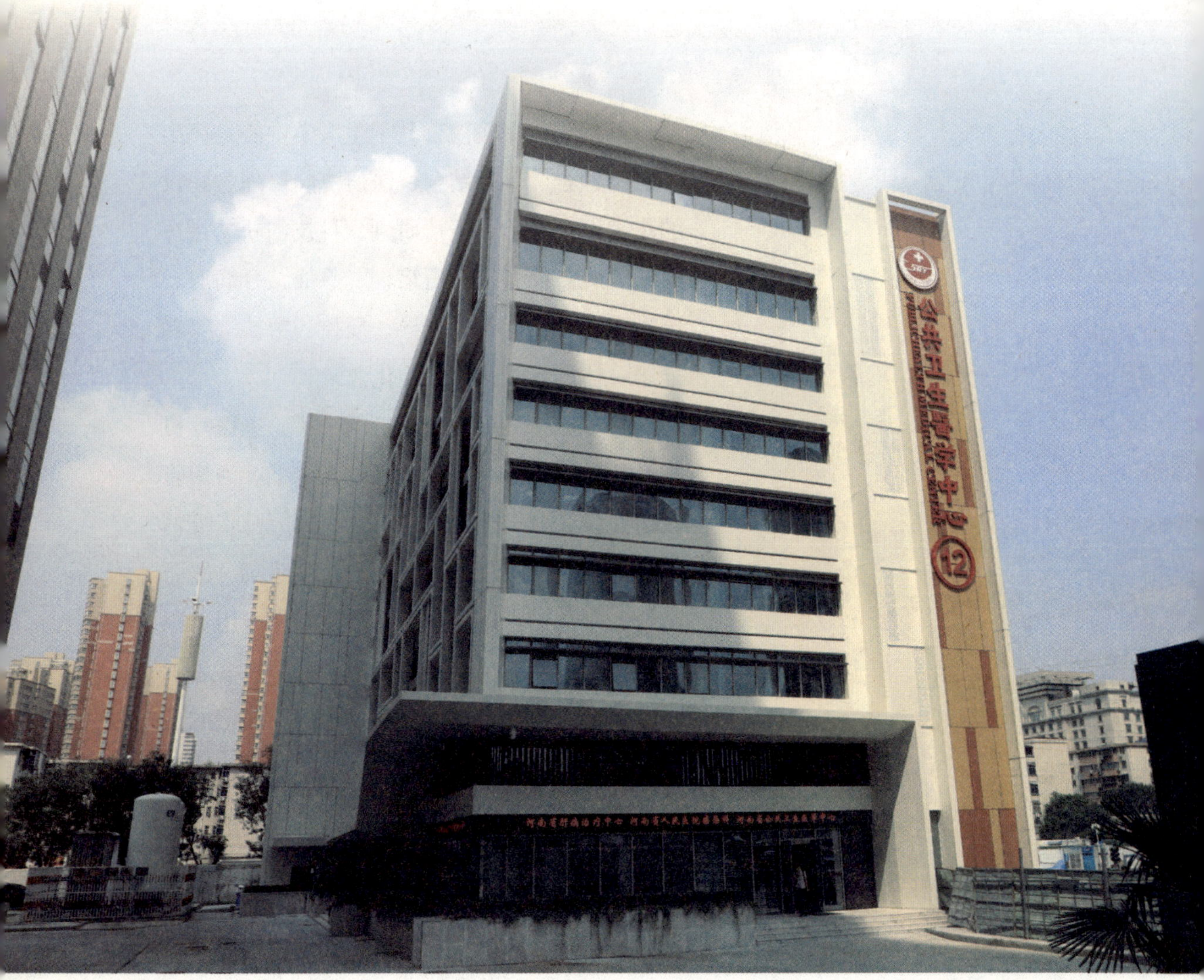

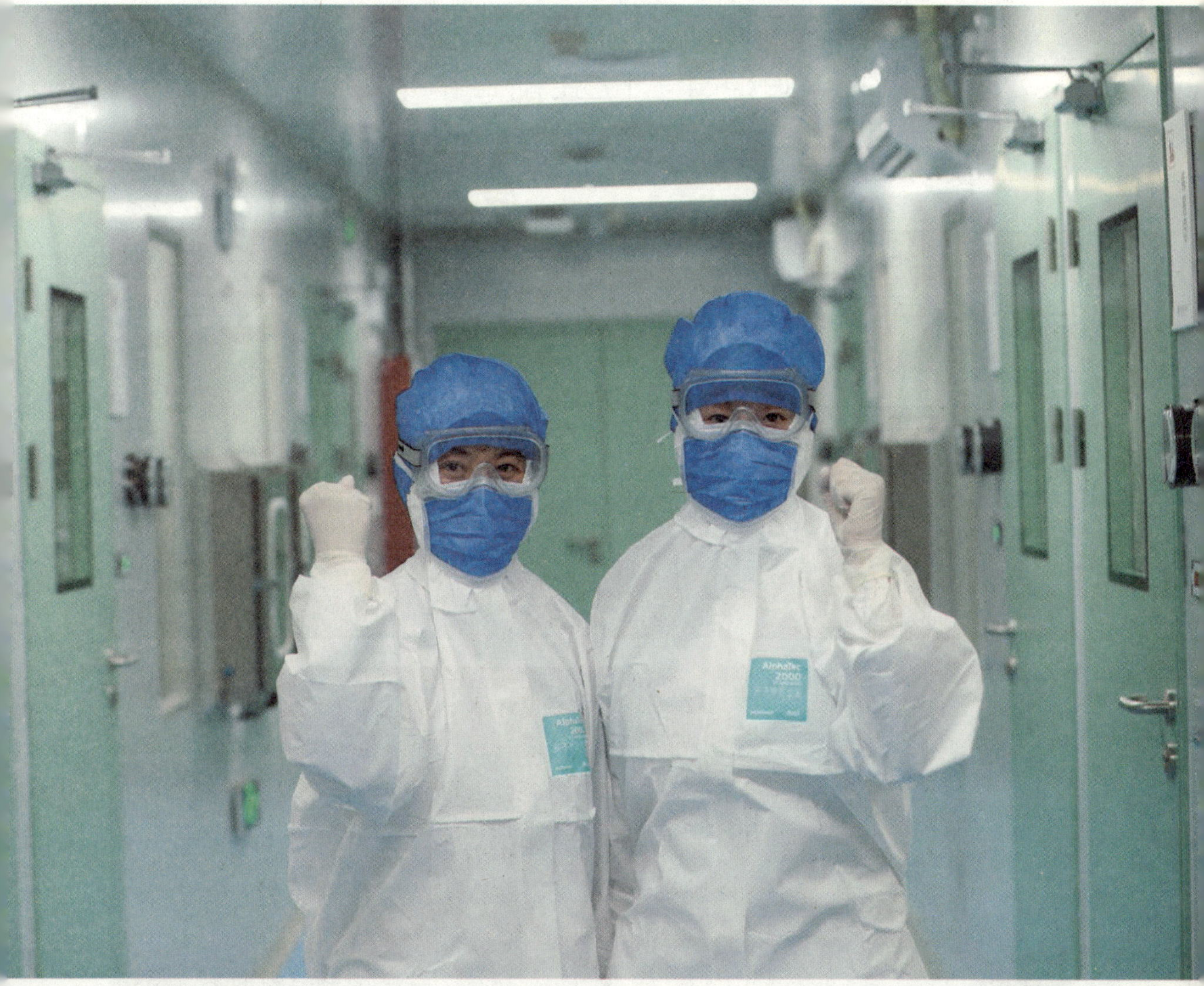

医防融合体系建设是我国实施健康中国战略，从“以治病为中心”转为“以人民健康为中心”的基础保障。此次新冠肺炎疫情发生后，国家加快了医防融合进程，将健康“战略关口前移”，优化资源对接配置。医院是医防融合重要的着力点和落脚点，在防病方面有着天然的资源优势。依托政府大型公立医院，建立公共卫生救治体系，建立“医防融合、平战结合、医研协同”的公共卫生救治指挥处置机制体制，由单体机构防控到联防联控，由规模化投入到内涵式投入，由被动应答到主动预警，由线下服务到线上线下融合服务，由单纯医学救治到医防融合、科创协同，探索重塑更为高效的公共卫生医学管理体系和医疗健康服务生态系统。

光阴记录：17 年前

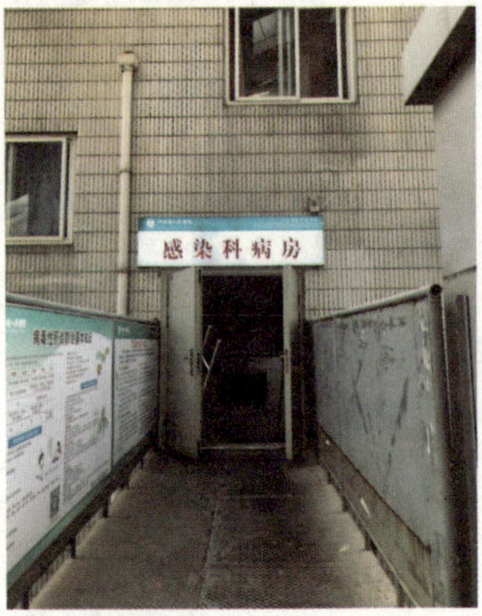

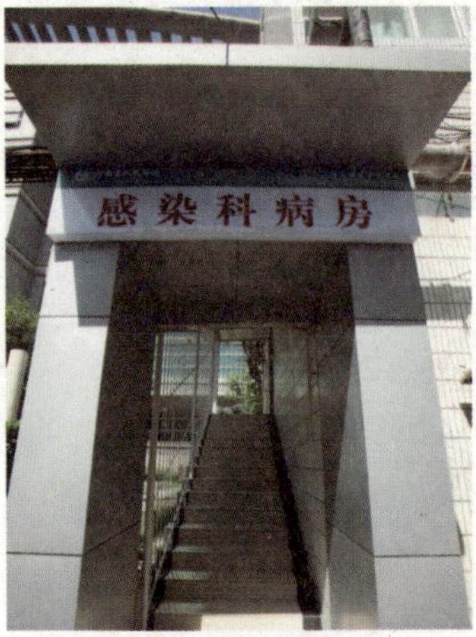

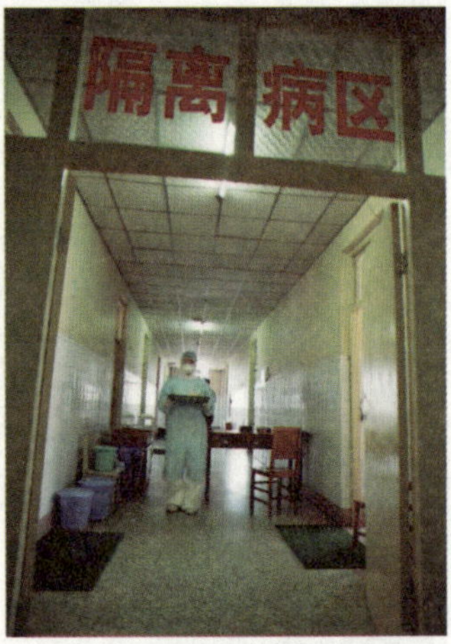

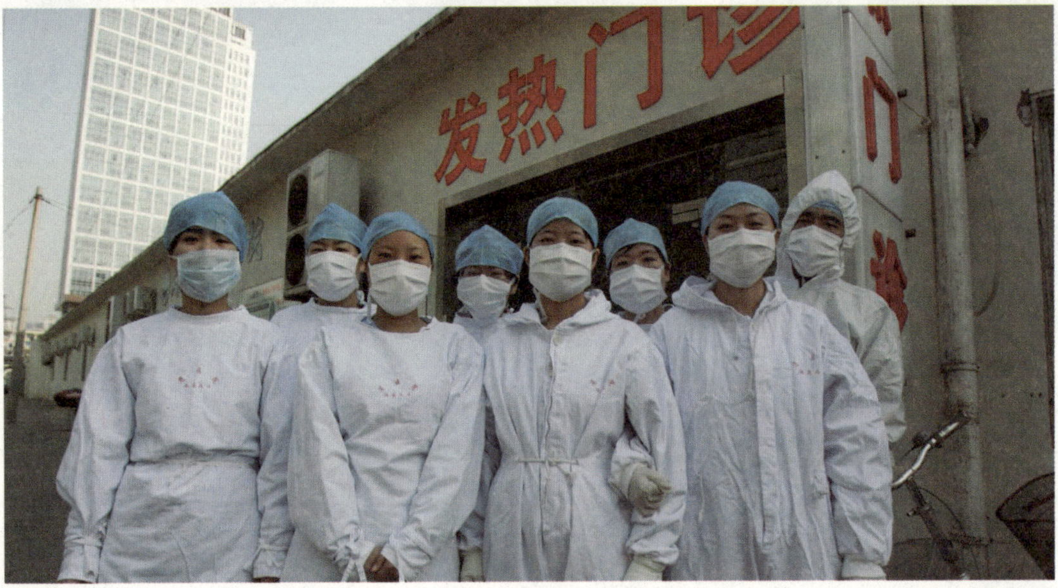

2003年，为迎战“非典”，河南省人民医院感染性疾病科组建成立。在院区经二路、纬五路交叉口东北角沿经二路建设发热门诊，经二路西侧原11号楼作为感染性疾病科病房楼。

2016年2月，医院确定将原眼科研究所改扩建升级为河南省人民医院公共卫生医学中心，整合发热门诊、肠道门诊、医学检验、隔离病房、重症监护病房等功能。

今朝：传承与壮大

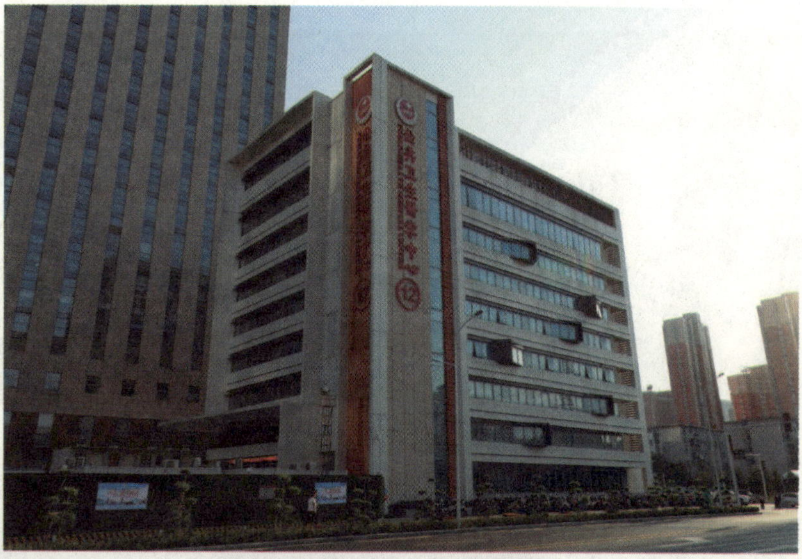

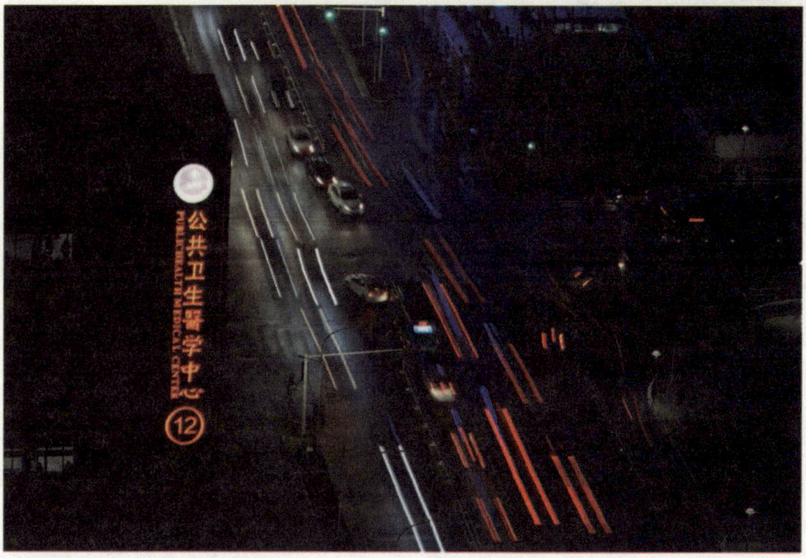

2018年，河南省人民医院公共卫生医学中心拔地而起，建成投用。

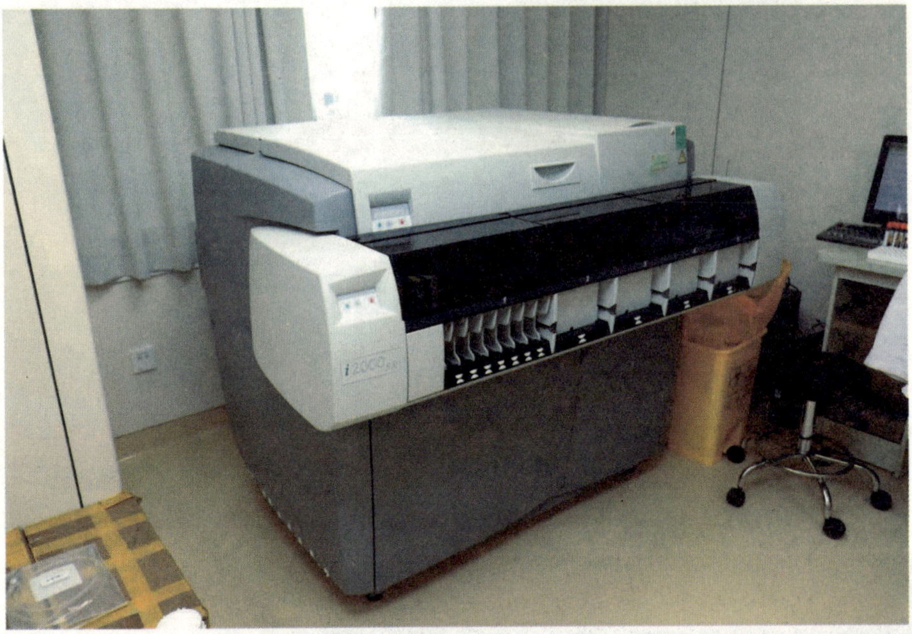

筹建之初，河南省人民医院公共卫生医学中心就将目光瞄准了临床医疗与公共卫生专业技术机构的携手，通过数据共享、实验共享等形式，创新公共卫生发展模式，助力医防有机融合，推动“疾病管理”向“健康管理”的医学模式转变。中心设置了省内首间感染性疾病重症监护病房，拥有先进的层流和负压治疗单元，为烈性呼吸道传染病患者的紧急救治提供了“从病例报告到康复出院”的一站式安全治疗保障。

高规格打造

2017年，河南省人民医院与河南省疾病预防控制中心根据共建协议，依托双方资源整合和综合优势，携手打造集“全省公共卫生医师临床教育基地，卫生应急综合处置研究和作业指导中心，重点传染病、慢性非传染性疾病规范管理和精准诊疗中心，公共卫生疫苗/药物/试剂研发临床评价中心，健康管理和风险评估中心，医疗卫生大数据应用研究中心，分子生物学和生命科学实验室平台，公共卫生政策创新研究和实验基地”于一体的河南省公共卫生医学中心。中心坚持平战结合，平时主要承担感染性疾病防治、肝病防治工作，以及在推进医防结合方面发挥专业引领作用。

2017年5月公共卫生医学中心开工建设，2018年6月1日投入使用，总建筑面积7 546m^2，为混凝土框架结构，包括独立的发热门诊、肠道门诊、肝病门诊、普通感染病病房、肝病病房、传染病病房（含负压层流病房）、重症感染监护病房、国家临床药理基地、人工肝室、重点实验室、公共卫生应急指挥中心（远程会诊中心）。公共卫生医学中心是河南省唯一的集公共卫生防控、感染病诊治、重症监护病房于一体的重点单位，也是全国领先的规范化合理化病房。

公共卫生医学中心大楼从平时向战时的转换，每处都尽可能从更小的改造、流程的优化来实现区域更加安全、防控更加有效的目的，无论平时还是战时都能最大程度做到区域设置合理、洁污流线杜绝交叉和现有资源综合利用，处处体现防控合理化、流程最优化、安全最强化、资源节约化的宗旨。

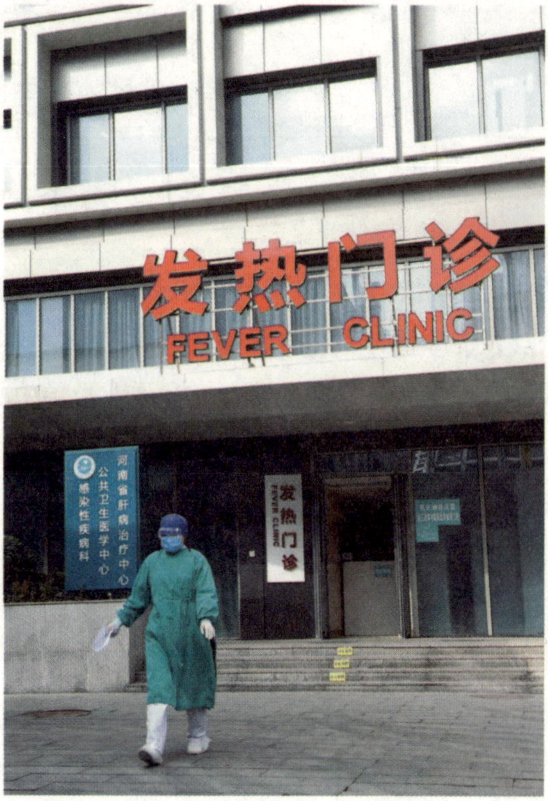

平时：收治发热性疾病、各类肝病（病毒性肝炎、脂肪肝、自身免疫性肝病、遗传代谢性肝病、重症肝病等）、细菌真菌感染、重症感染患者，病房根据需要可为单人间或多人间，负压设备处于备用状态。

疫情期间：全部收治疑似或确诊患者，疑似患者入住病房均改为单人间，负压设备启用，根据疫情调整各楼层使用功能，合理划分医务人员生活区及隔离病房。

公共卫生医学中心一楼平时为发热门诊、肠道门诊、肝病及其他感染性疾病门诊。疫情期间，保留发热门诊，关闭肠道门诊、肝病及其他感染性疾病门诊，肝病及其他感染性疾病门诊根据需要移至门诊楼。

公共卫生医学中心二楼平时为感染性疾病科实验室、药物临床研究基地。疫情期间，改为疑似或确诊患者检验、配血实验室。

公共卫生医学中心三楼为标准传染病病区，分设医患双走廊，每个房间设有缓冲间，如有呼吸道传染病，患者可通过专用电梯从发热门诊直接到三楼住院，不与其他楼层患者交叉。疫情期间，改为确诊患者隔离病区。

公共卫生医学中心四、五、六、七楼为肝病及其他感染性疾病病区，医患通道分设楼层东西两端。疫情期间，四楼、五楼通过加设实体隔断，关闭部分医疗辅助用房，实现三区明确划分，作为留观病区；六楼、七楼做医务人员办公生活区；如有需要，同样可随时将四、五、六楼改为隔离病区。

公共卫生医学中心八楼为重症监护病房，含负压病房两间。疫情期间，作为重症患者隔离监护病房。

楼层功能平时与战时转换具体对比如下表。

公共卫生医学中心各楼层功能平时与战时转换

<table>
<tr><th>楼层</th><th>平时</th><th>疫情期间（战时）</th><th>备注</th></tr>
<tr><td>一楼</td><td>发热门诊、肠道门诊、肝病及其他感染性疾病门诊</td><td>保留发热门诊，关闭肠道门诊、肝病及其他感染性疾病门诊</td><td>各门诊分别设置，不同出入口</td></tr>
<tr><td>二楼</td><td>感染性疾病科实验室、药物临床研究基地</td><td>疑似或确诊患者检验、配血实验室</td><td></td></tr>
<tr><td>三楼</td><td>标准传染病病区</td><td>确诊患者隔离病区</td><td></td></tr>
<tr><td>四楼</td><td rowspan="4">肝病及其他感染性疾病病区</td><td>疑似患者留观病区</td><td rowspan="3">根据收治情况，可随时调整为隔离病区</td></tr>
<tr><td>五楼</td><td>疑似患者留观病区</td></tr>
<tr><td>六楼</td><td>医务人员办公生活区</td></tr>
<tr><td>七楼</td><td>医务人员办公生活区</td><td>含远程会诊中心</td></tr>
<tr><td>八楼</td><td>重症监护病房</td><td>重症患者隔离监护病房</td><td>含负压病房两间</td></tr>
</table>

公共卫生医学中心所有人员（包括保洁、护工、保安等第三方服务人员）相对固定，上岗前必须接受传染病、感染防控知识培训，熟练掌握各种防护用品的适用情况、使用原则和使用方法；中心定期组织开展突发公共卫生事件应急演练，每一位工作人员熟悉各环节流程，每次演练后对应急预案进行总结并做持续性改进和完善，并结合国内外最新公共卫生动态实时更新。

第二章

新冠时刻

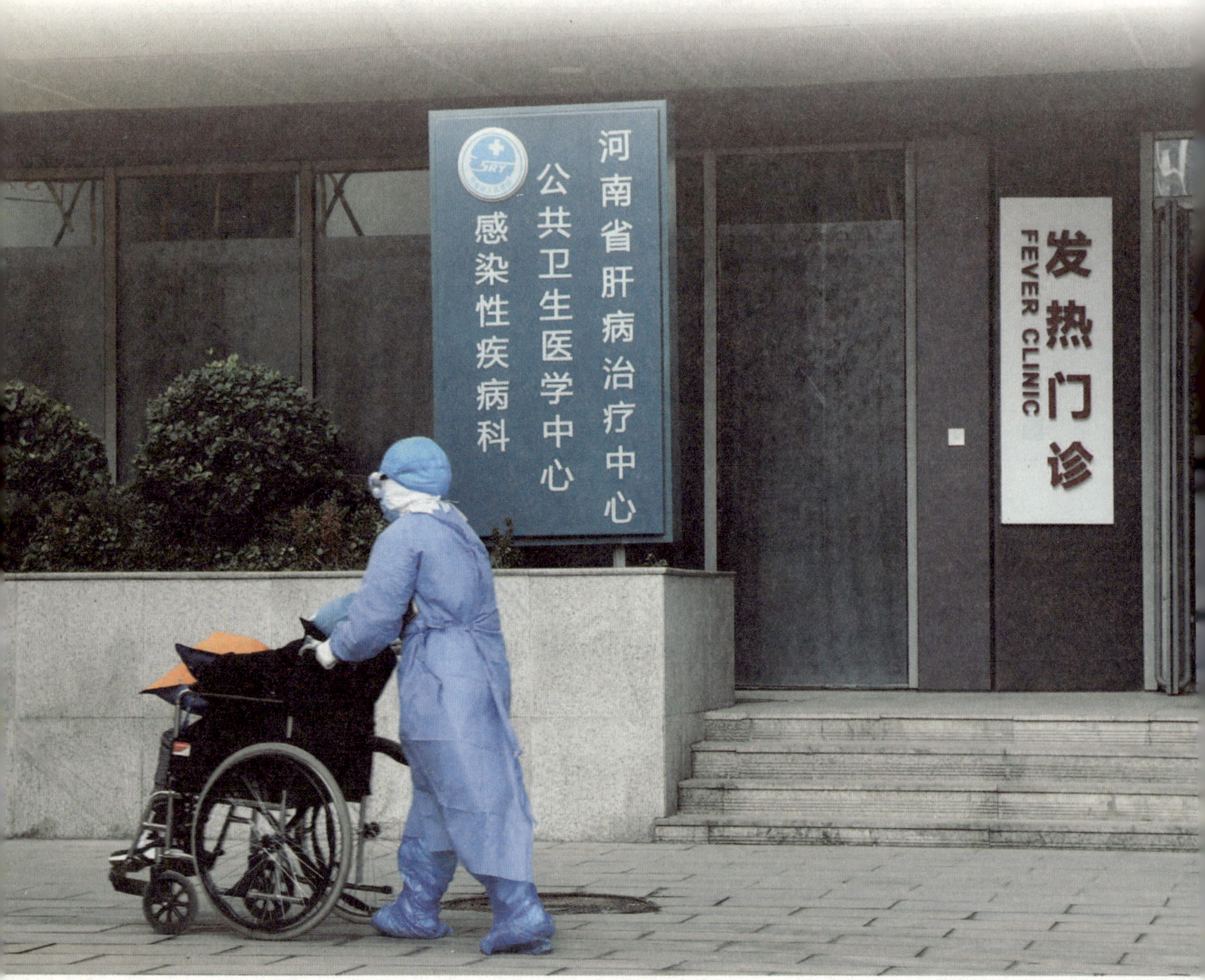

专楼专用，精准防控

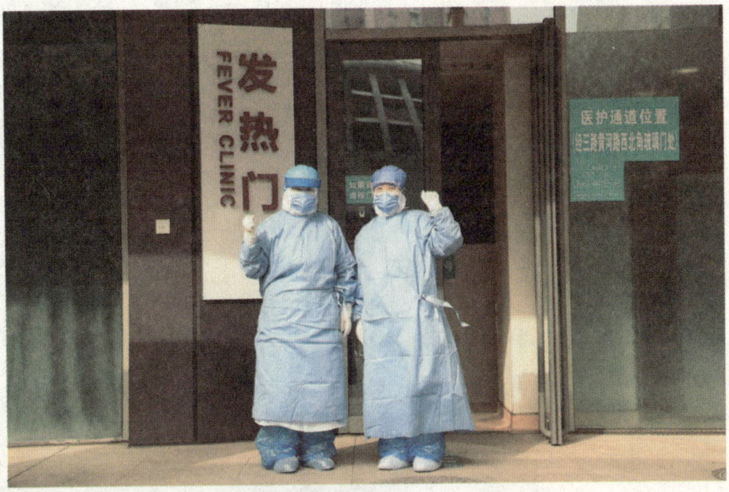

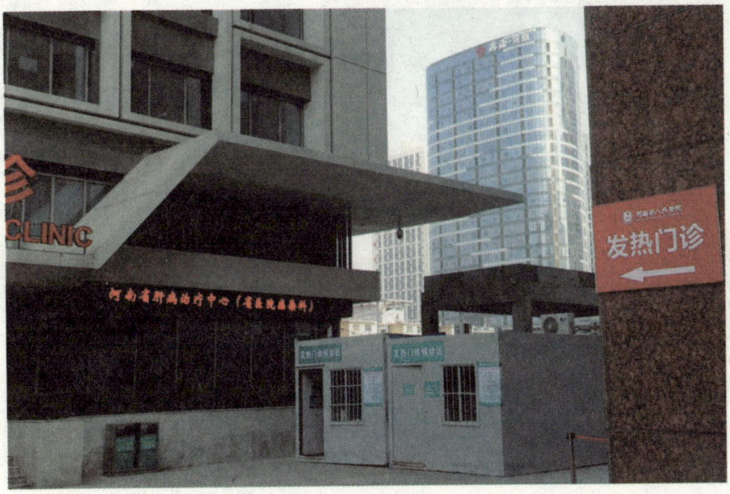

新冠肺炎疫情来临后，河南省人民医院作为全省新冠肺炎患者定点救治医院和危重症患者定点转诊医院，迅速响应，创新“区域分设、双向引流、专楼专用、精准防控”及智慧防控工作模式。公共卫生医学中心实现了整体隔离、专楼专用，构建的发热门诊、隔离病房、重症监护室三位一体的防控设施，在新冠肺炎患者诊治中发挥了重要作用。

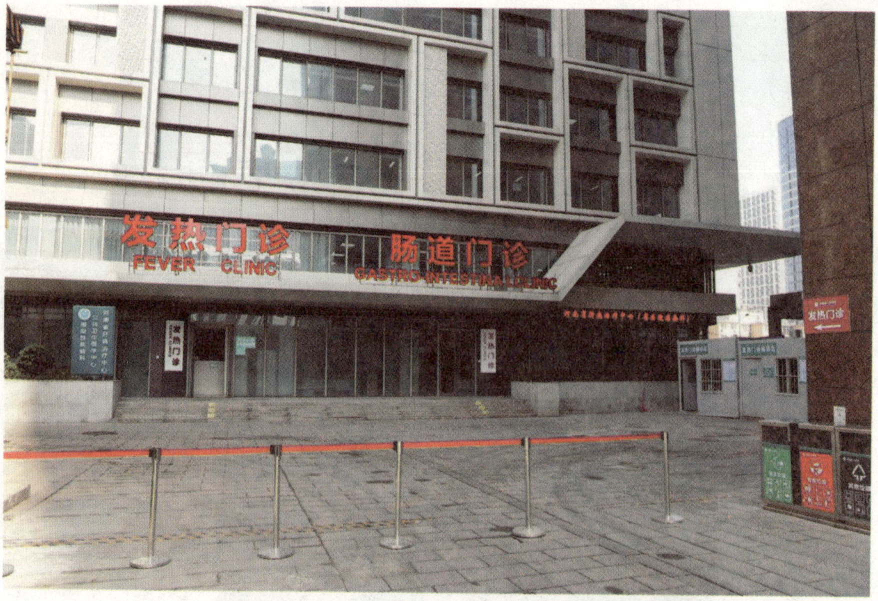

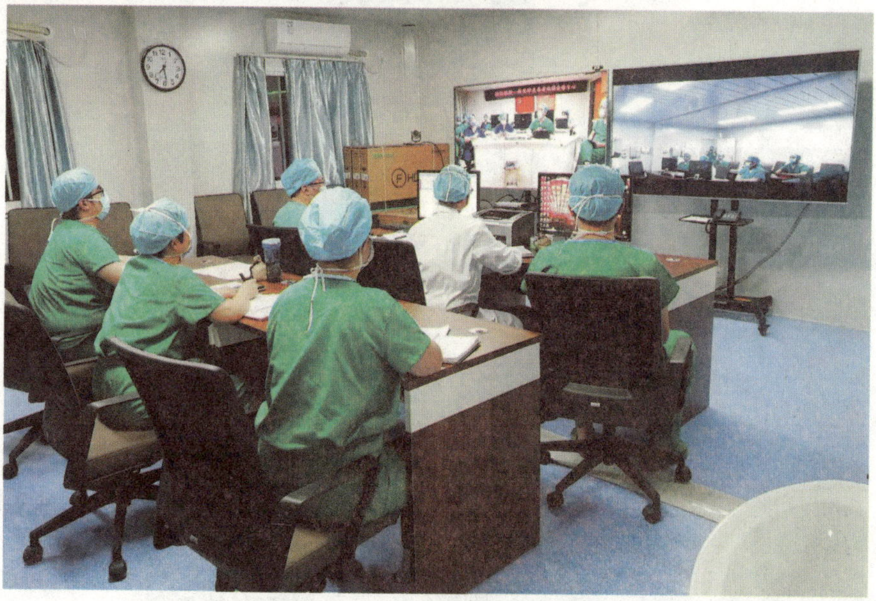

公共卫生医学中心专楼专用，2020年1月27日全楼封闭，作为新冠肺炎防控的专用区域，加强留观、隔离、重症病人救治管理。其间，中心邀请河南省卫健委专家来院指导专用病房设置、发热患者就诊流程、防控措施落实等工作，进一步完善了功能分区和救治流程。建成投用之初就设置的公共卫生应急指挥中心，成为此次“联防联控—远程会诊中心”所在地，通过视频连线指导基层诊治。

作为重症、危重症新冠肺炎患者救治的主要战场，为确保新冠肺炎患者得到及时、高效、安全、细致的救治，2020年1月29日，河南省新冠肺炎疫情防控指挥部同意河南省人民医院建设应急专用负压隔离病房——新冠楼。新冠楼总建筑面积2 500 m^2，为钢框架结构。

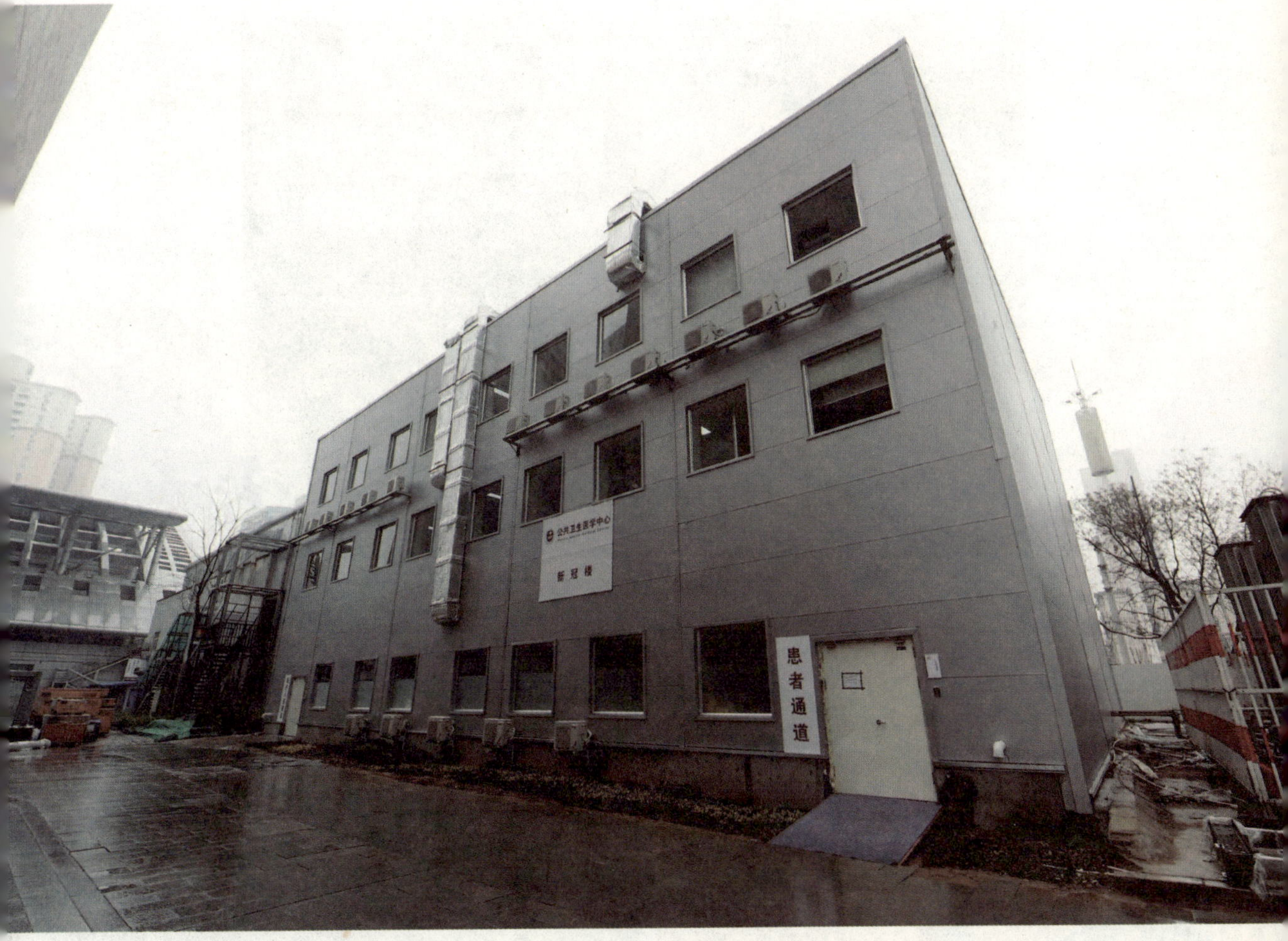

非常时期，非常使命，医院抽调14名技术过硬、作风扎实的共产党员成立党员先锋队。1月30日凌晨4点，完成第一版方案设计。1月30日中午12点，完成第二版方案设计。1月30日下午，召开院内专家论证会，修改完善设计方案。2月1日，医院后勤党支部党员先锋队立下军令状，确保15天内建成投用。2月2日正式开工建设，经过15个昼夜24小时不间断施工，2月16日建成竣工，2月18日投入使用。

昼夜奋战，快速推进

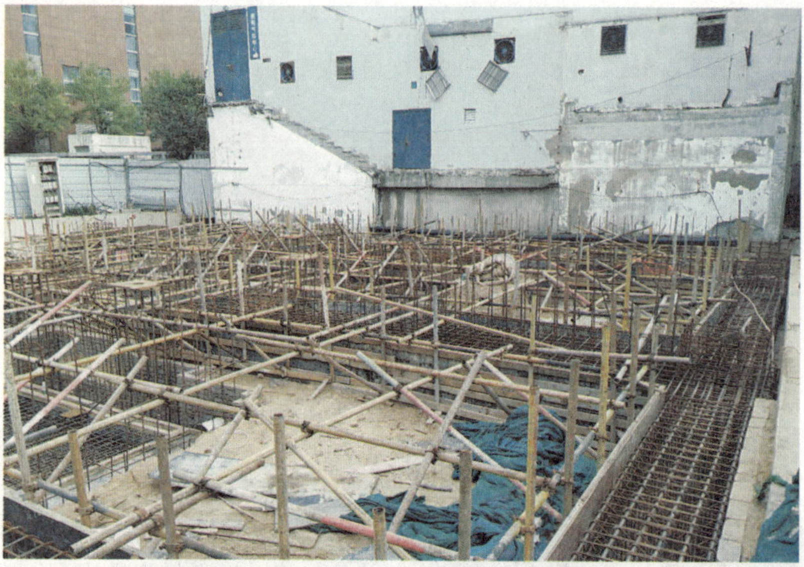

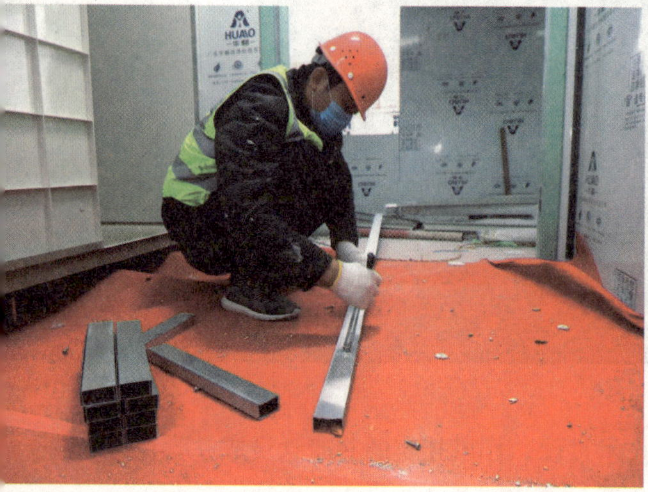

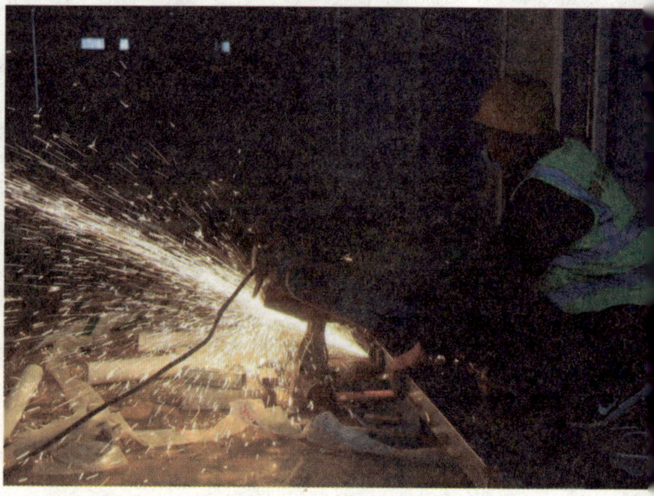

如期完工，建成投用

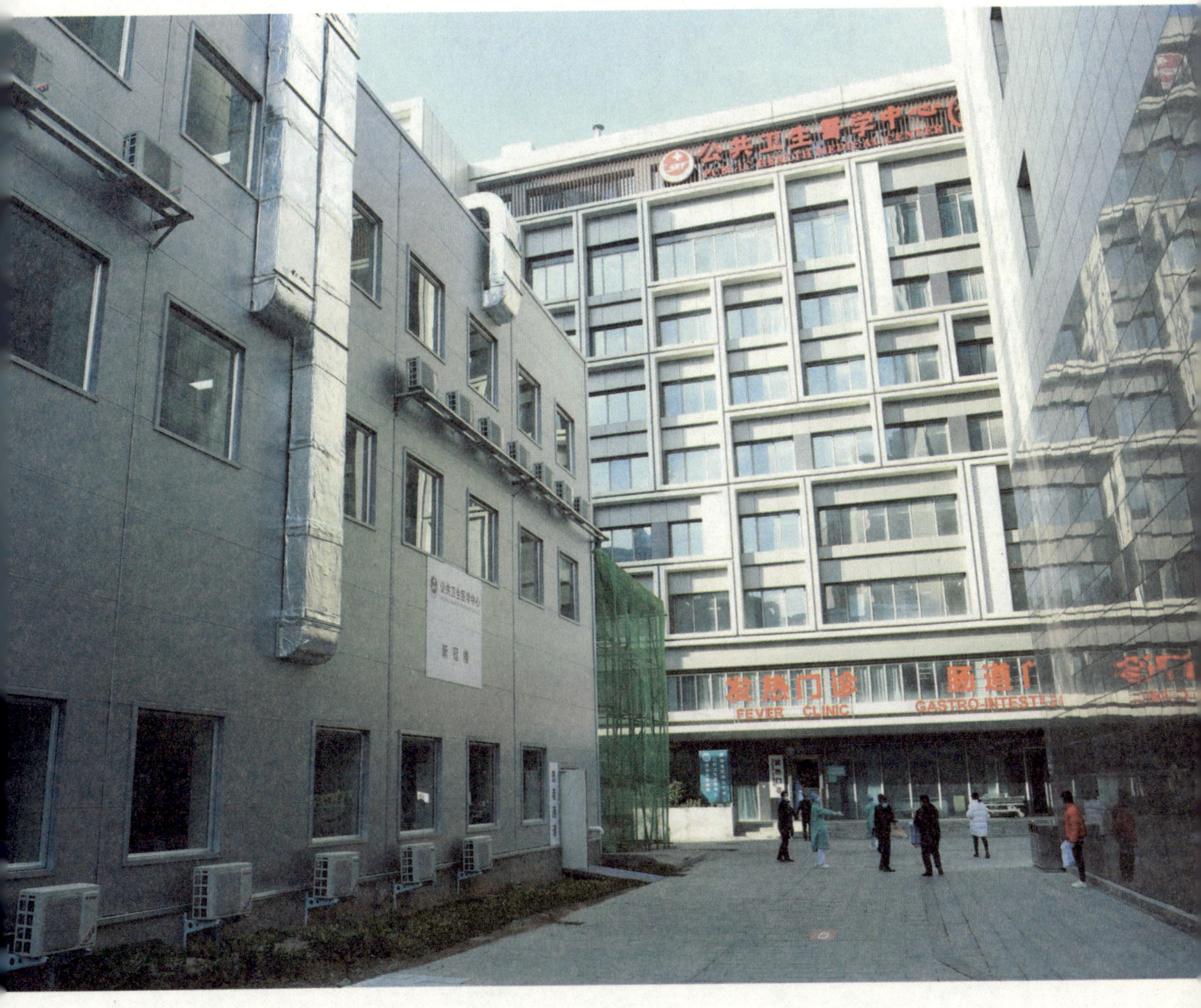

新建成投用的新冠楼，为疫情防控救治提供了强大的硬件支撑，进一步完善了公共卫生医学中心功能，使重大传染病尤其是危重症患者的救治能力倍增。新冠楼是河南省乃至全国疫情防控时期一次建成负压隔离病房最多且标准规范、功能完备、智能高端的专用隔离病房楼。

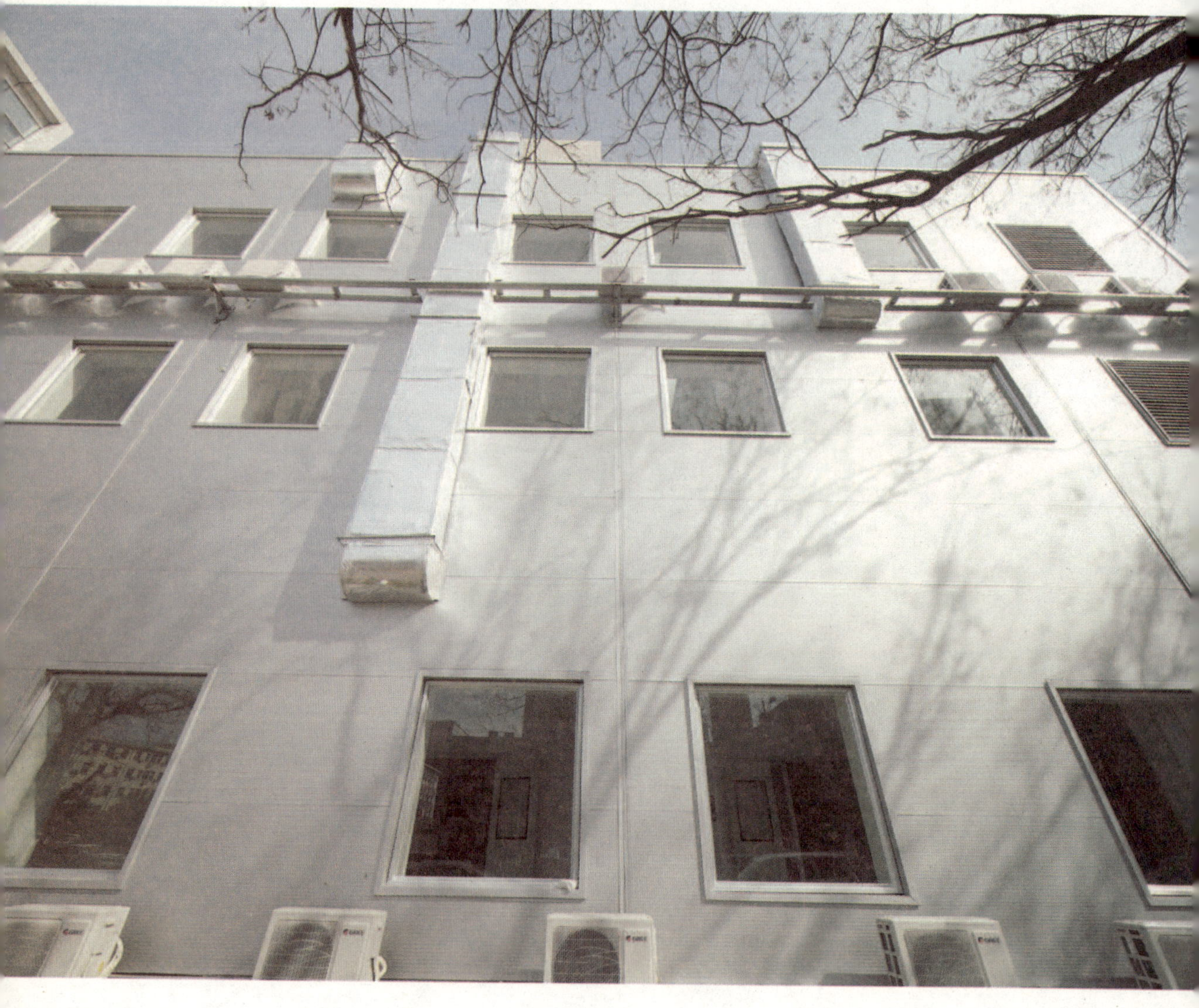

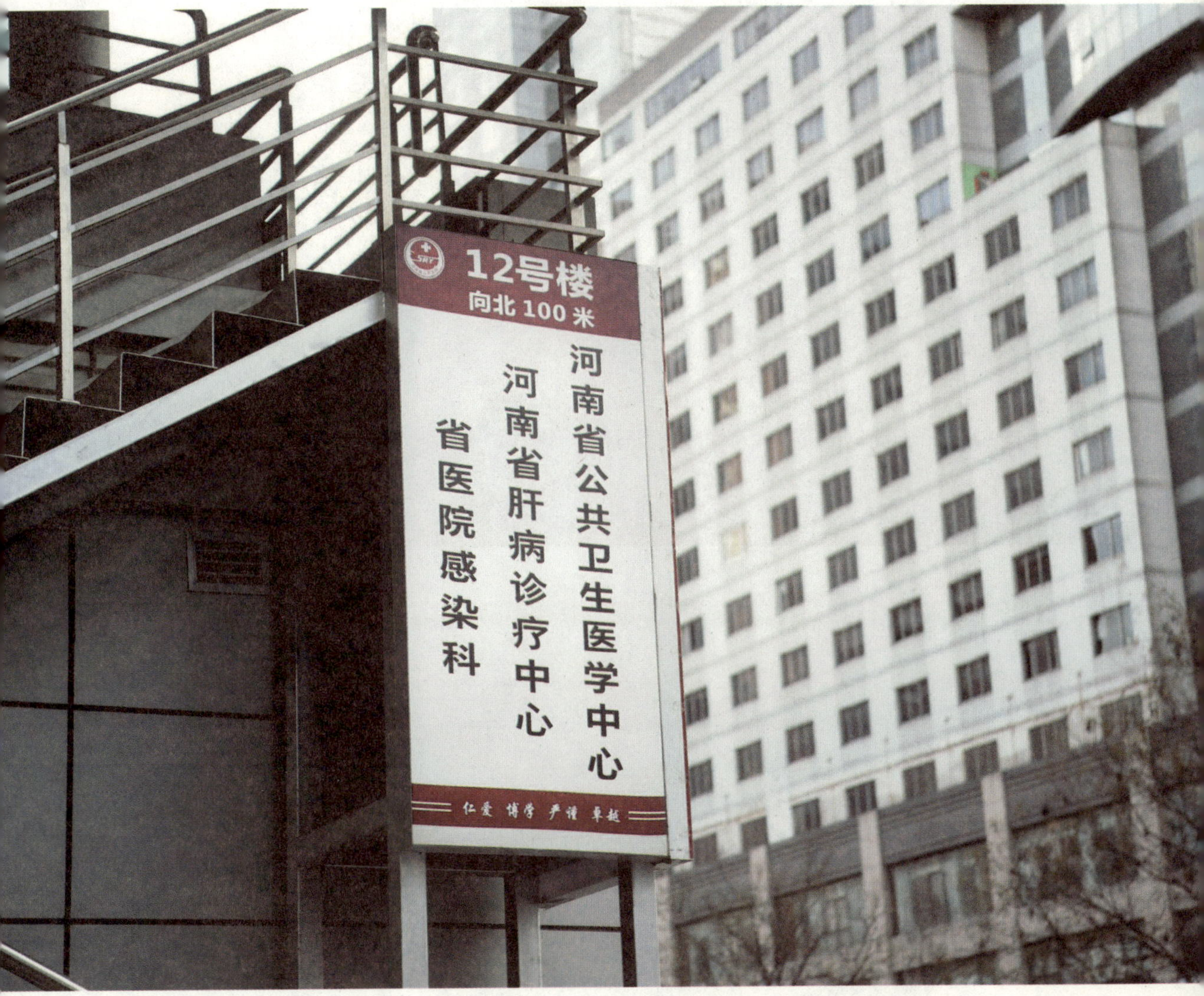
12号楼
向北 100 米
河南省公共卫生医学中心
河南省肝病诊疗中心
省医院感染科
仁爱 博学 严谨 卓越

配备一流设备

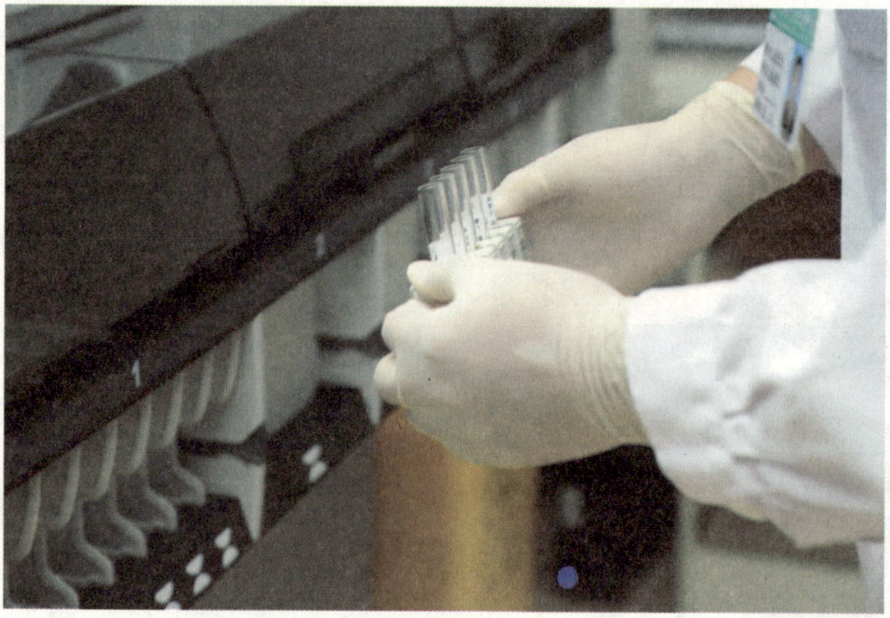

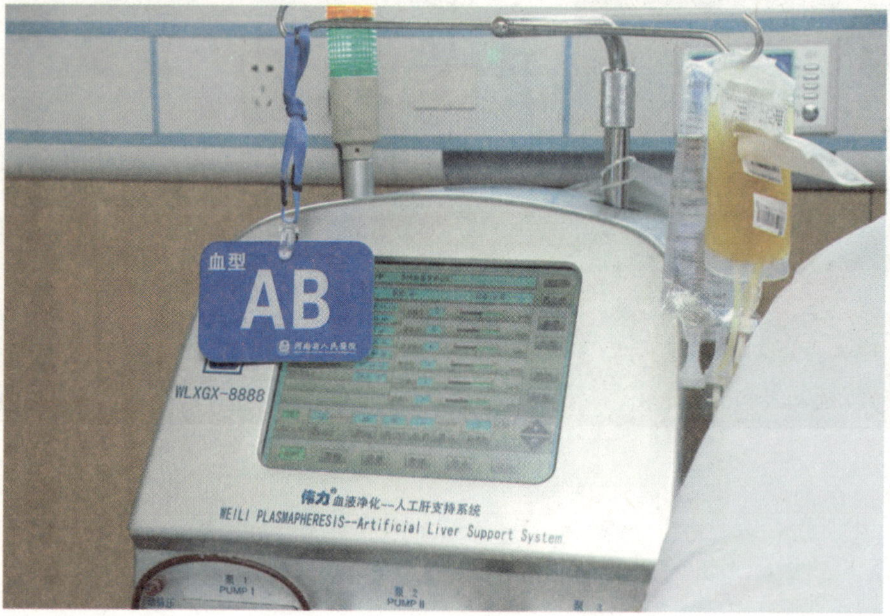
血型
AB
河南省人民医院
WLXGX-8888
伟力®血液净化--人工肝支持系统
WEILI PLASMAPHERESIS--Artificial Liver Support System
泵 1
PUMP I
泵 2
PUMP II
泵 3

先进治疗与管理理念

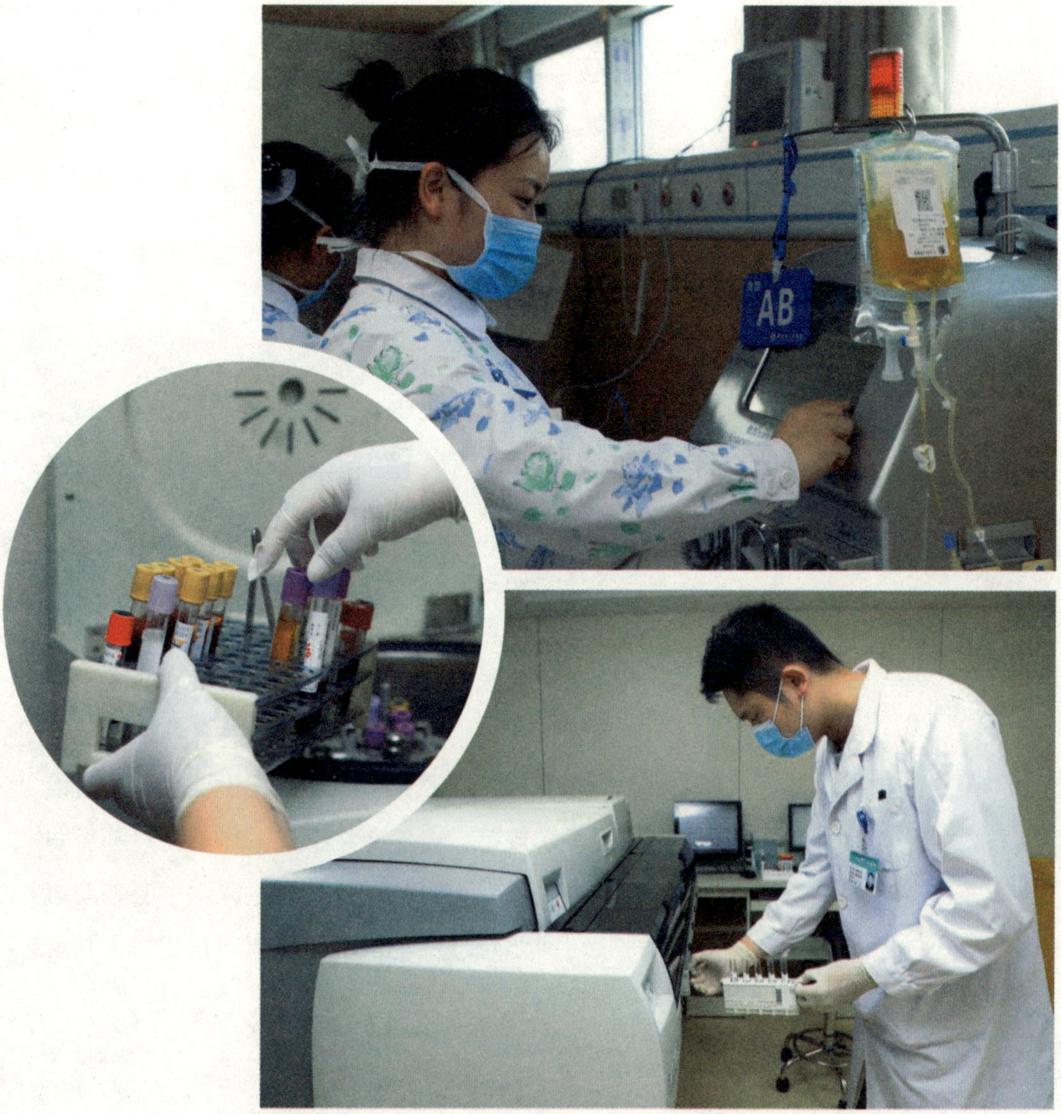

公共卫生医学中心通过临床和预防的有机结合，把一级疾病、二级疾病、三级疾病的预防措施有效衔接起来，从生物、社会、心理三个方面制定综合措施，实现“以人为中心”的全程、全时治疗和管理。

第二篇

功能布局

公共卫生医学中心总建筑面积7 500余m^2，为8层独立大楼，总床位300张，严格按照“平战结合”“三区两通道”原则设置。新冠楼的总建筑面积2 500m^2，为4层钢框架结构，每层设计床位11张，总计33间标准负压隔离病房。公共卫生医学中心、新冠楼、河南省急救中心呈线性布局，之间既相互独立，又联通衔接，功能互补、资源共享。外部人流、物流通道设置科学规范，避免交叉感染。作为新冠肺炎防控救治的专用区域，公共卫生医学中心和新冠楼可科学合理实现留观、隔离、重症病人救治及远程会诊的功能。

第三章

医防融合优势

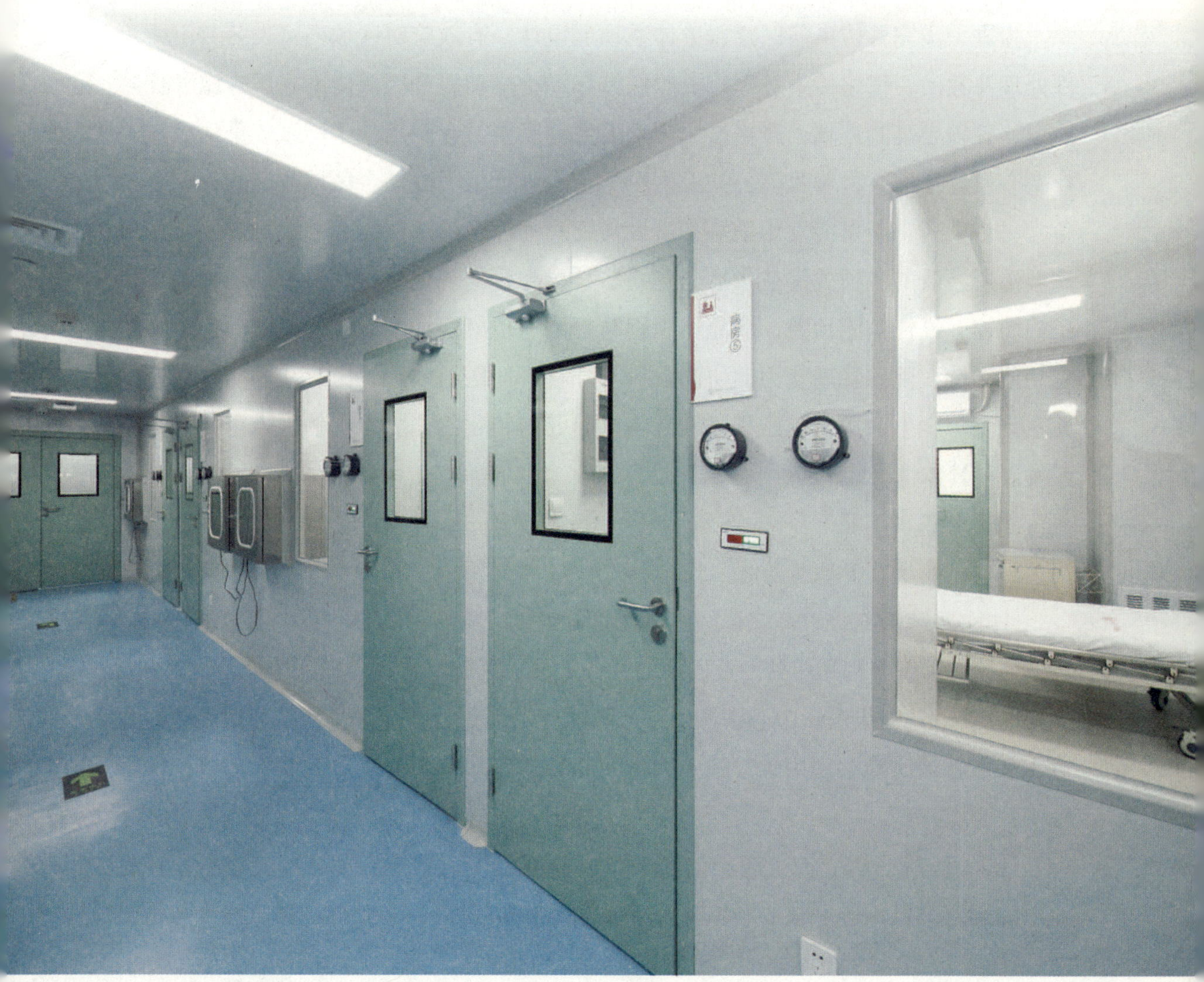

一、公共卫生医学中心设置

河南省人民医院公共卫生医学中心感染性疾病科设有发热门诊、肠道门诊、肝病门诊等亚专业诊室，有6个病区，开放床位300张，成立多个亚专业单元，在病毒性肝炎、机会性感染、发热待查、腹泻待查、各种重症肝病、黄疸待查的诊疗等方面积累了大量的经验，形成了健全的亚专业结构和大科室团队。病房严格按照感染病医院消毒隔离病房要求进行设计施工，布局合理，附设有肝病门诊、发热门诊、肠道门诊、留观室、病房，同时设立全省唯一独立的感染性疾病重症ICU、规范的重点实验室、人工肝室、药物临床研究基地等。感染性疾病科除病房配套设施外，还配备独立可容纳150人的多功能会议室、互联智慧中心等。

二、公共卫生医学中心区域布局

为进一步完善传染病医疗服务体系顶层设计，有效应对区域内突发公共卫生事件处理及救治，优化传染病医疗资源区域布局，推动提升区域传染病医疗服务保障能力，院领导高瞻远瞩，严格按照国家卫生健康委员会制定的《国家传染病区域医疗中心设置标准》，对我院公共卫生医学中心进行了平战结合区域改造，目前已具备常见传染病、新发突发传染病和重大传染病的综合诊疗能力，掌握疑难复杂传染病救治所涉及的各项关键技术。已建立多学科融合的现代传染病防治体系，整合传染病防控、疫情监测预警、病原体识别与检测、传染病诊断、抗病原体治疗、多器官功能支持、院感管理能力，协同内科与外科、西医与中医、医疗与预防，覆盖从儿童到老年全生命周期。已具备开展临床研究与转化的能力，引领区域内传染病学科发展。具体情况如下：

（一）基本要求

目前已满足以下基本条件：

（1）医院为三级甲等综合医院，独立设置传染病学科（公共卫生医学中心）。具备完善的组织架构和相关专业固定的医务人员，医院每年固定投入建设经费。

（2）公共卫生医学中心按照“三区两通道”设置，按照“平战结合”原则，在重大疫情救治时能够利用独立建筑大楼及相邻楼宇快速扩充传染病救治床位，保障疫情救治能力。

（3）医院已建立传染病救治团队，由公共卫生医学中心和相关支撑科室（专业）的固定人员组成。核心科室（专业）包括传染病科、重症医学科、呼吸与危重症医学科，支撑科室（专业）包括心血管内科、消化内科、神经内科、肾脏病科、血液病科、风湿免疫科、普通外科、胸外科、神经外科、精神科、妇产科、儿科、皮肤科、急诊医学科、医学检验科、医学影像科、中医科、康复科、麻醉科、病理科、输血科、临床护理、临床药学等。

（4）近3年传染病患者年均出院人数约4 600例，每年度收治患者中相对权重值（RW）≥2数量占年出院人数19%。

（5）近3年年均为传染病患者开展手术（不含操作）1 800余台次，其中三/四级手术比例达30%。

（6）拥有包含传染病学在内的国家临床重点专科建设项目共11个（包含联系紧密的呼吸与危重症医学科、急诊科、医学影像科、神经内科、心血管专科、临床护理学科等）。

（二）科室及平台设置

1.公共卫生医学中心

（1）病房：独立的8层大楼，总床位300张，其中感染ICU床位12张，设置有普通传染病、呼吸道传染病、病毒性肝炎、感染ICU病区，设置了发热门诊、肠道门诊、HIV门诊。同时新冠楼设置33间标准负压隔离病房。整个大楼按照“三区两通道”设置，通风、空调和污水污物处理设施符合传染病院感防控要求。供氧设施等满足全部收治呼吸道传染病患者时氧气供应。学科涵盖病毒性肝炎、艾滋病、结核病、中西医结合感染病等病区，医生床位比≥0.3：1，护士床位比≥0.5：1。

（2）发热门诊：高标准设置功能布局合理的发热门诊，配备诊室4间，隔离留观床位25张，24小时内具备扩容10张床位能力。发热门诊目前配备独立检验实验室、CT检查室、DR检查室，药房，对发热患者实行严格闭环管理。

（3）专科门诊：按传染病学科要求目前设置有普通肝炎门诊、传染病门诊、HIV咨询门诊以及肠道门诊。

2.呼吸与危重症医学科

医院设立专门的呼吸与危重症医学（PCCM）科，为国家临床重点专科、河南省呼吸疾病医学中心、河南省呼吸疾病质控中心。配备医生148人，护士169人，床位400张，医生床位比为0.37：1，护士床位比为0.42：1 。有隶属于 PCCM 科的呼吸重症监护病房（RICU），并拥有呼吸机（无创、有创、高频振荡）、体外膜肺氧合（ECMO）、床旁支气管镜、血流动力学监护仪（PICCO）、血气分析仪、床旁B超仪及中心监护台等监测、治疗、检查仪器和设备；RICU 医生35人，护士85人，床位40张，医生床位比＞0.8：1，护士床位比2.1：1。

3.重症医学科平台

感染ICU床位12张，RICU床位40张，中心ICU床位75张，在传染病、呼吸系统、神经系统、心血管系统、器官功能支持等领域具有较强救治能力。感染ICU床位12张，具备满足传染病特别是呼吸系统传染病救治要求，可以实现正负压转换，保证可迅速投入传染病救治。医院重症医学科为国家临床重点专科建设学科，含重症呼吸、重症心脏、重症消化、重症肾脏、重症产科、重症内分泌、重症营养、重症神经、重症感染等亚专科。学科配备足够数量的呼吸机、监护仪、体外膜肺氧合（ECMO）、连续性肾脏替代治疗（CRRT）等设备，配备适量的适合儿童和新生儿使用的呼吸机及其他医疗设备。

4.医学检验平台

公共卫生医学中心设置独立的生物安全三级（P3）实验室（隶属传染病学科），突发公共卫生事件处置中可专楼专用，在中心内完成相应医学检验任务。

医学检验科下设临床化学检验室、临床免疫检验室、门诊检验室、自身免疫检验室、病房检验室、微生物检验室、临床基因与核酸检测室，实验用地3 000余m^2，实验区功能齐全，配备了全自动生化分析流水线、全自动免疫分析系统、全自动血液分析流水线系统、全自动尿液分析系统、全自动微生物鉴定分析系统、全自动血培养分析系统、全自动体液接种培养系统、全自动荧光定量PCR分析系统、全自动电化学发光免疫分析系统、全自动血凝分析仪、全自动特种蛋白测定仪、基因测序仪等国内先进仪器设备，以及分析测试平台、代谢组学平台、蛋白组学平台、细胞生物学技术平台、免疫学技术平台、高通量基因测序平台和先进的现代化实验室信息管理平台等，具备突发新发传染病病原体识别与检测能力。配置病毒核酸检测平台8套，熟练掌握PCR检测技术的检验人员≥70%，具备新型冠状病毒等病毒核酸检测能力4 000人份/日，并能够短期内进一步拓展20%。

5.医学影像平台

医学影像科为国家临床重点专科建设学科。目前为公共卫生医学中心配置了专用医学影像检查设备，含1.5T及以上核磁共振（MRI）系统2台，64排及以上计算机断层扫描（CT）系统1台，数字减影血管造影（DSA）仪器1台，数字X线成像（DR）系统1台，彩色多普勒超声机6台。具备开展各类放射血管介入、超声介入等资质，专业人才队伍梯队建设完善。

6.院感管理科

院感管理科配备足够的院感管理专业人员30余人，院感管理人员与传染病床位比≥1：50，其中传染病专业人员占比26%，目前具有传染病专业高级技术职称者2人，负责依据《医院感染管理办法》等法律法规要求，开展全院医院感染管理工作，职责明确。目前已建立院感管理与临床多学科合作机制，院感管理质量近年来持续加强。

三、感染性疾病科临床优势

（一）基本情况

感染性疾病科临床诊疗主要包括：各种病毒性肝炎（甲肝、乙肝、丙肝等）的诊断治疗，重症肝炎、肝硬化、肝癌、自身免疫性肝病、药物性肝损伤、脂肪肝等疾病的诊治、管理与控制，发热疾病的鉴别诊断、抗生素的合理应用、院内感染的诊治，各种不明原因的急慢性发热性疾病的诊断与治疗。主要进行的科学研究有：各种病毒性肝炎的治疗研究，肝癌分子生物学诊断与治疗研究，脂肪肝的治疗研究，乙型肝炎病毒免疫学及分子病毒学研究等。

2017年，河南省人民医院与河南省疾病预防控制中心合作共建河南省公共卫生医学中心，独立拥有一个GCP（《药物临床试验质量管理规范》）认证的药物临床研究基地，并有专职人员负责各项临床研究及长期开展随访工作。团队技术实力雄厚，处理疑难、危重症疾病的技术精湛，是三级甲等医院中规模大、技术力量强、专业设备完善的肝病诊疗机构。

感染性疾病科目前具有华中区域内领先的医疗、教学、科研、预防及管理水平，具有丰富的严重复杂传染病救治经验，在重大疫情防控救治体系建设中处于区域引领地位。传染病救治相关诊疗科目齐全，配套设备设施完善，人才梯队结构合理，专楼专用，且具有相对成熟合理的传染病中心运行机制。具备承担重大传染病疫情等突发公共卫生事件救治的能力和经验。承担区域内有关传染病救治的临床、教学、科研、公共卫生服务等方面的技术指导，积极参加传染病医学国内外学术交流与合作，推动本区域传染病医学发展。

（二）诊疗项目

能够开展常见多发、疑难危重、新发突发和重大传染病诊断所需检查检验项目，提供病原学、免疫学、分子生物学等检验项目及病理学、医学影像学等检查项目。

（三）诊疗能力

具备常见多发、疑难危重、新发突发和重大传染病及其并发症诊断与治疗能力，建立多学科协同诊疗模式。近3年收治病例覆盖传染病疑难与危重病种80%以上，总体治愈好转率≥80%。具备各甲类传染病、按甲类管理的乙类传染病规范诊疗能力，以及对各类新发突发传染病病原体快速甄别检测、监测预警、诊断治疗能力。

（四）核心技术

公共卫生医学中心具备传染病救治先进理念和技术，能够开展传染病病原学诊断、病原学治疗、相关手术与介入操作、重要器官功能监测与支持，以及康复治疗所涉及的各项传染病救治技术。目前开展的技术包括呼吸循环重症监护、机械通气（俯卧位通气）、体外膜肺氧合（ECMO）、人工肝、连续性肾脏替代治疗（CRRT）、电阻抗成像（EIT）、超声支气管镜引导下经气管针吸活检术、内科胸腔镜检查术、球囊扩张气道成形术、热消融术（高频电切、氩气刀等）、冷冻切除术、气管/支气管内支架置入术、气管和支气管瘘封堵术、内镜下肺减容术、全肺灌洗术、全肺实时诊疗导航（Lungpro）系统等，能熟练开展二代测序、血药浓度检测、微生物自动鉴定、质谱分析等相关技术。近3年开展核心技术覆盖“传染病专业核心技术”清单80%以上。

（五）教学能力

河南省人民医院为郑州大学、河南大学两所高校的附属医院，具有完整的临床医学人才培养体系，承担本科教育、研究生培养和河南省住院医师规范化培训。

1.教学条件优厚

配备有医学模拟中心（面积≥1 000㎡），医院图书馆藏书5万余册，建设有教学专用的多媒体教室4个、临床技能培训与考核中心1个（面积≥1 000㎡），具有传染病学硕士研究生学位授予点。

2.组织管理体系完备

医院设有教育培训部，下设独立的教学管理部门，包括本科教育科、研究生教育科、毕业后教育科、继续教育科。住院医师规范化培训与专科医师规范化培训基地负责人职责明确。公共卫生医学中心配有专职教学秘书2人（副高级以上职称）。

3.师资队伍结构合理

传染病专业领域高级职称医师数占总医师数比为30%，其中教授、副教授14

人，研究生导师14人（占总医师数比为12%），每年培养本专业研究生10~15人，住院医师和专科医师规范化培训的带教指导医师与学员比例约为1：3 。有脱产带教教师及专职教学管理人员，建立了有效的教学薪酬保障制度。

4.教学培训水平

医院目前是国家住院医师规范化培训基地，承担河南省住院医师规范化培训和专业考核任务。近3年，住院医师规范化培训结业考核通过率≥90%。承担传染病专业领域国家级继续教育项目6个，每年开展传染病规范化救治培训班不低于5期，培训人次数≥300人次/年。开展传染病病原体识别与检测、传染病诊断、抗病原体治疗、器官功能支持治疗等进修培训任务，有规范的培训教程，配备相应的培训设备和器材。

5.教学成果

近5年，参编完成教材及书籍10余部。

（六）科研能力

公共卫生医学中心具备高标准的科研平台、拥有高水准的学科人才梯队，承担国家级及省级科研项目数十项，牵头或参与多项国际、国内多中心临床研究，取得具有国内领先水平的科研成果，在区域内发挥引领作用。

1.科技平台

公共卫生医学中心目前具备科技平台。传染病相关平台标准，目前满足以下项目：国家临床重点专科建设项目；国家感染性疾病临床医学研究中心核心单位；河南省慢性肝病预防与控制院士工作站；河南省肝病诊疗中心；河南省传染病重点实验室。传染病平台基础条件，目前满足以下项目：河南省肝病临床生物样本库；国家传染性疾病药物临床试验基地。

2.科研项目

近5年，主持或参与国家科技重大专项项目4项，省部级科研项目24项。内容涵盖病毒性肝炎、艾滋病、结核病等重大传染病，以及新发突发传染病相关基础与临床研究。

3.科研资源

已建立传染病、肝病相关健康人群、高危人群、患者数据库，总例数20 000余例。已建立河南省肝病临床生物样本库，血液标本15 000余份，病理标本2 000余份。

4.高标准科研支持平台

河南省人民医院被遴选为国家药物临床试验机构，有Ⅰ期临床试验病房，具备开展Ⅰ~Ⅳ 期临床试验项目的资质，近3年牵头或参与开展传染病领域Ⅰ~Ⅳ 期临床试验项目20余项。建有规范化的生物标本和数据管理系统，建有以物联网为基础的云平台。成立了河南省肝病医学重点实验室，已经取得丰富的成果及可见的成果转化。建有完善的基础及转化研究平台、动物实验平台、微生物实验室等。

5.协作研究网络

公共卫生医学中心以肝脏疾病为突破口的分级诊疗体系已经形成。与全省108个县（市）的近200家基层医院合作，牵头成立了“河南省人民医院互联智慧疑难重症肝病专科联盟”，建立区域性肝病互联智慧早期诊治协作组。

6.科研成果

近年来，共发表文章170篇，SCI收录论文50篇。作为第一作者或通讯作者单位发表 SCI 收录论文近30篇，其中影响因子＞5 分论文10篇；牵头或参与指南共识或行业标准制订3项；获得国家自然科学基金项目3项；主持省、厅级科研项目20余项，在研课题10余项；获得省部级科技成果奖三等奖及以上5项；获得实用新型专利15项。同时，感染性疾病科还与国内外临床机构密切合作，作为项目参与者参加了多项国家“十一五”“十二五”“十三五”重大科技专项。

（七）承担公共卫生任务情况及应对重大公共卫生事件能力

1.新发突发传染病防治体系完备

河南省人民医院集中感染性疾病科、呼吸与危重症医学科、重症医学科、急诊科、检验科、影像科的优势资源，建成集病原诊断、隔离治疗、危重症抢救、院感防控于一体的公共卫生医学中心，建立能应对新发突发呼吸道传染病的防治体系。

为着力打造医防融合体，完善区域应急医学救治体系建设，河南省人民医院与河南省疾病预防控制中心合作共建河南省公共卫生医学中心和健康管理中心，搭建共建共享协作平台，双方已经于2019年1月29日签订医防融合战略合作框架协议，确立了“一体、两翼、四大（支撑）平台和六项工作（保障）机制”的医防融合体建设目标，即将人民健康放在优先发展的战略地位，以医防业务工作融合建设为主线，开展重大传染病和慢性病等重点疾病“两翼”融合发展战略合作，搭建好科研协作、业务培训教育、病原生物检验鉴定、信息化大数据融通的业务支撑“四大平台”，通过建立和完善共建合作工作机制，共同把公共卫生医学中心、健康管理中心打造成为省级公共卫生业务工作规范化管理的示范样板、健康管理的创新工作基地，实现传染病、慢性病等重点疾病“防、治、管”的融合发展，以传染病和感染性疾病为重点，在疑似传染病患者筛查、寄生虫病检测、感染性疾病临床诊疗、临床样本检测、传染病防控预警指挥等领域开展全面合作。同时，双方还将共建科研协作平台、业务培训工作平台、微生物检验鉴定实验室管理平台、信息化大数据融通平台，并建立和完善多项工作机制，保障各项工作的顺利开展。

2.应对重大公共卫生事件工作建设

（1）推动传染病防治网络建设。在全国范围内开展重大传染病、新发突发传染病防治网络建设，网络覆盖医院≥50家，覆盖≥5个省（区、市）。指导网络成员单位开展传染病防治工作，定期进行质量控制、专业培训、绩效评估等，开展传染病相关信息定期收集、汇总分析和结果反馈等，发挥技术辐射带动作用。依托防治网络，与部分高等院校、医疗机构开展传染病领域基础与临床研究。

（2）推动完善传染病疫情监测系统。加强实验室检测能力建设，完善实验室检测网络，提升传染病特别是新发突发传染病检测能力。依托传染病防治网络以及发热门诊、基层机构等哨点单位，构建传染病疫情检测、预警系统，实现早发现、早报告、早处置。加强与疾病控制、检验检疫等部门协作，建立医疗机构与公共卫生机构协同监测机制。

（3）组建重大疫情应急医疗队。完善重大疫情等应对预案体系，依托传染病、呼吸、重症医学等专业组建重大疫情应急医疗队，覆盖医疗救治、实验室检测、流行病学调查等领域，配备移动P3实验室等应急救治设备设施。受国家委派整建制开展重大传染病疫情救治工作。通过远程会诊等方式，指导收治医疗机构治疗新发、烈性传染病人。

（4）完善应急物资储备机制。建立应对重大传染病疫情防控与医疗救治相适应的医用防护与救治物资、设备、药品储备、调配等动态机制，重点储备医用防护口罩、医用防护服、正压面罩等医用防护物资，各类抢救必需的影像、检验和生命支持设备。按照“平战结合”原则，应急状态下至少能够满足重大传染病百人级救治一周以上需要。

（5）开展传染病相关健康宣教。开展区域传染病防控与救治相关健康教育、健康咨询指导等工作。通过门诊宣教、病房宣教及新媒体、公众号等多种途径开展面向公众及患者的常见或重大传染病预防、医疗保健等科普教育，提升公众对传染病自我保护意识与能力。

（八）落实医改相关任务和履行社会公益情况

1.推进分级诊疗制度建设

河南省人民医院积极响应卫生部门政策，贯彻落实《国务院办公厅关于推进分级诊疗制度建设的指导意见》，为了提高对疑难重症肝病的诊治水平，优化医疗资源，方便患者就医，加强省内各级医院的交流合作，建立肝病医师交流的平台，探索疑难重症肝病分级诊疗模式，发挥河南省人民医院互联智慧分级诊疗模式的优势及感染性疾病科疑难重症肝病诊疗的优势特色，由我院传染病学科（公共卫生医学中心）牵头组织的“河南省人民医院互联智慧疑难重症肝病专科联盟”，于2019年3月3日河南省第五届临床感染暨微生物医师高峰论坛期间，顺利举行了成立暨授牌仪式。来自河南省18个地市的160余家县（市）级基层医院加入专科联盟。专科联盟旨在创建一个服务省内、辐射全国的非营利性的专业学术平台，着力打造疑难重症肝病诊疗相关技术支持及学术交流平台，实现联盟内医疗数据、服务能力、科室管理及科研合作等方面互通互联，携手提高疑难重症肝病的诊治水平，并推动优质医疗资源下沉和基层服务能力提升。

积极开展急慢病分治及双向转诊工作。充分发挥河南省人民医院目前已有的40多家互联智慧专科联盟优势，基层医院难以诊治的急、危、疑、重症患者通过我院96195绿色转诊通道收治我院，病情稳定后，我院制定出具体方案再转会基层医院。医院已配套相关奖励政策支持专科进行双向转诊，由公共事业发展部具体负责政策解读及执行。目前，我院专科急慢病分治与双向转诊工作表现突出，月均下转患者40余例。河南省人民医院互联智慧疑难重症肝病专科联盟自组建以来，全省范围内疑难重症肝病患者双向转诊工作运转正常，感染ICU病床使用率几近100%。专科联盟反响强烈，作用日益凸显。

2.加强医院精细化管理

完善医疗质量管理体系，狠抓质控指标落实。一是持续改进质量管理构架。根据国家和省卫健委要求，我院目前已经形成规范的院科两级医疗质控体系。以科室为单位成立医疗质量安全管理小组，按照三甲评审细则要求，逐步完善科室医疗质量安全管理措施和细则，形成可持续发展的管理机制；同时，医务部通过制定实施质量与安全管理手册、现场督导、晨会反馈等措施，对科室医疗质量安全管理进行督查，确保质量和效果。二是持续改进质量管理标准。根据国家、省卫健委相关要求，以及《关于印发医疗质量安全核心制度要点的通知》（国卫医发〔2018〕8号）和《三级综合医院评审标准实施细则》等的要求，我院修订并印发了一系列规章制度，如临床技术操作规范、临床路径管理、长期住院患者管理、开展病案质量提升活动管理、危急值报告制度、术前讨论制度、值班和交接班制度等规章制度，通过对制度、流程的及时更新、修订和培训，确保医疗质量管理标准化、精细化、制度化。三是持续改进质量管理内涵。结合我院实际情况，制定新版年度《医疗质量与安全管理手册》，强化了对科室医疗质量与安全管理小组的活动情况记录，将会诊制度的落实情况、疑难病例讨论情况、危急值报告制度落实情况、围手术期管理情况、病历质量自查情况、临床路径落实情况、长期住院患者管理情况、非计划再次手术管理情况、合理用血及抗菌药物合理应用情况、医疗安全（不良）事件上报分析情况等纳入每月的自查分析范围，作为科室医疗质量与安全管理工作的必要项目进行评价和整改。同时每季度至少召开一次质控工作会议，针对《医疗质量与安全管理手册》进行全方位培训，确保各病区质控员全员掌握。四是持续改进质量管理模式。形成“科主任/科副主任—亚专科主任—三级医师组”的病区管理模式，对三级医师组实行动态管理，保障医疗质量控制和三级负责制度的落实。建立“以病历质量为抓手，不断提高医疗管理水平”的核心工作理念，加大病历核查力度。通过返聘质控老专家核查病历与医务部工作人员分片包干下临床核查病历相结合的方式，加强对临床医疗质量的管理，对发现的问题采用“现场督导—隔天晨会反馈—重点问题现场解决—难点问题提交院晨会协调”的方式逐一解决；同时，以问题为导向，根据质控中发现的突出问题不断调整质控重点，逐步形成督导、讲评、修正、再督导的良性循环管理模式，引导临床科室走上规范化、精细化、科学化管理之路。五是加强医技质量控制。各医技科室制定本专业质量控制目标，每月填写医技科室质控手册，医务部对其质控手册填写情况和针对临床及门诊医生反映较多的出具报告时间、报告规范等问题，进行协调改进，加强质量控制管理，降低医疗风险。

3.加强医疗信息化建设

积极推进医院电子病历和信息平台建设，实现医院内部信息系统整合，与区域全民健康信息平台开发对接，实现区域医疗资源安全共享。医院电子病历建设达到国家卫生健康委员会“电子病历应用等级测评”四级要求；信息平台建设达到“医院信息互联互通标准化成熟度测评”四级要求；医院核心业务系统达到“国家信息安全等级保护制度”三级要求，使用国产密码对核心数据进行加密保护；能为国家呼吸医学中心的临床、科研、教学和管理业务提供信息支撑。

我院建成了以电子病历为核心的15个大型信息化系统，包括信息集成平台、HIS/EMR一体化医院信息系统、临床路径系统、手麻重症系统、移动医护系统、PACS医学影像归档与通信系统、LIS临床检验信息系统、HERP医院综合运营管理系统、预约挂号平台、CDSS临床决策支持系统、合理用药系统、院感系统、OA办公自动化系统、叫号系统、供应室追溯系统等。医院通过构建信息集成平台，实现了各类医疗数据的交互共享，并在此基础上不断开发各类管理工具及信息大数据应用。目前，我院信息系统已经通过了国家卫生健康委员会“电子病历系统功能应用水平分级评价六级”“医院信息互联互通标准化成熟度测评五级乙等”和美国医疗卫生信息与管理系统协会（HIMSS）电子病历系统评价六级等信息化标准测评，信息系统建设及应用成效获得了临床用户及各级医疗管理部门的广泛认同，达到了国内一流水平。

4.履行社会公益项目

作为传染病专业科室，与普通专业科室不同，面对严重危害或可能危害人类健康的各类重大传染性疾病，专科承担了更多更重的政府和社会责任。科室于每年世界肝炎日、艾滋病日以及冬季流感高发季节等节点，不畏严寒酷暑，举行大型户外义诊、义讲等公益活动，活动直接或间接受众上万人，均取得了较好的社会反响。同时，科室紧密配合卫生行政部门，每年开展送医下乡、送医进社区等基层公益活动，为人民群众普及肝病、传染病知识。

第四章

区域相对独立

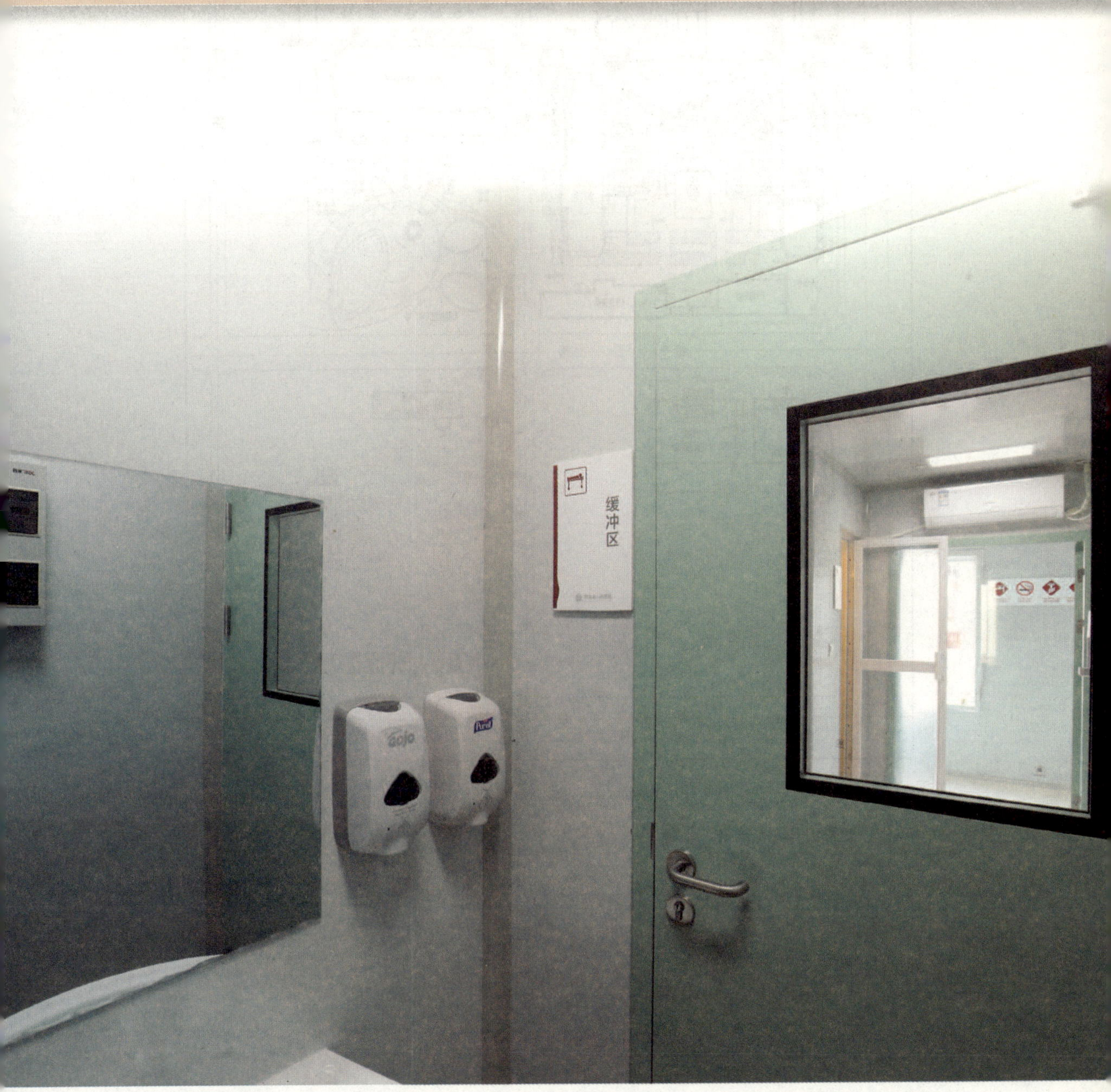

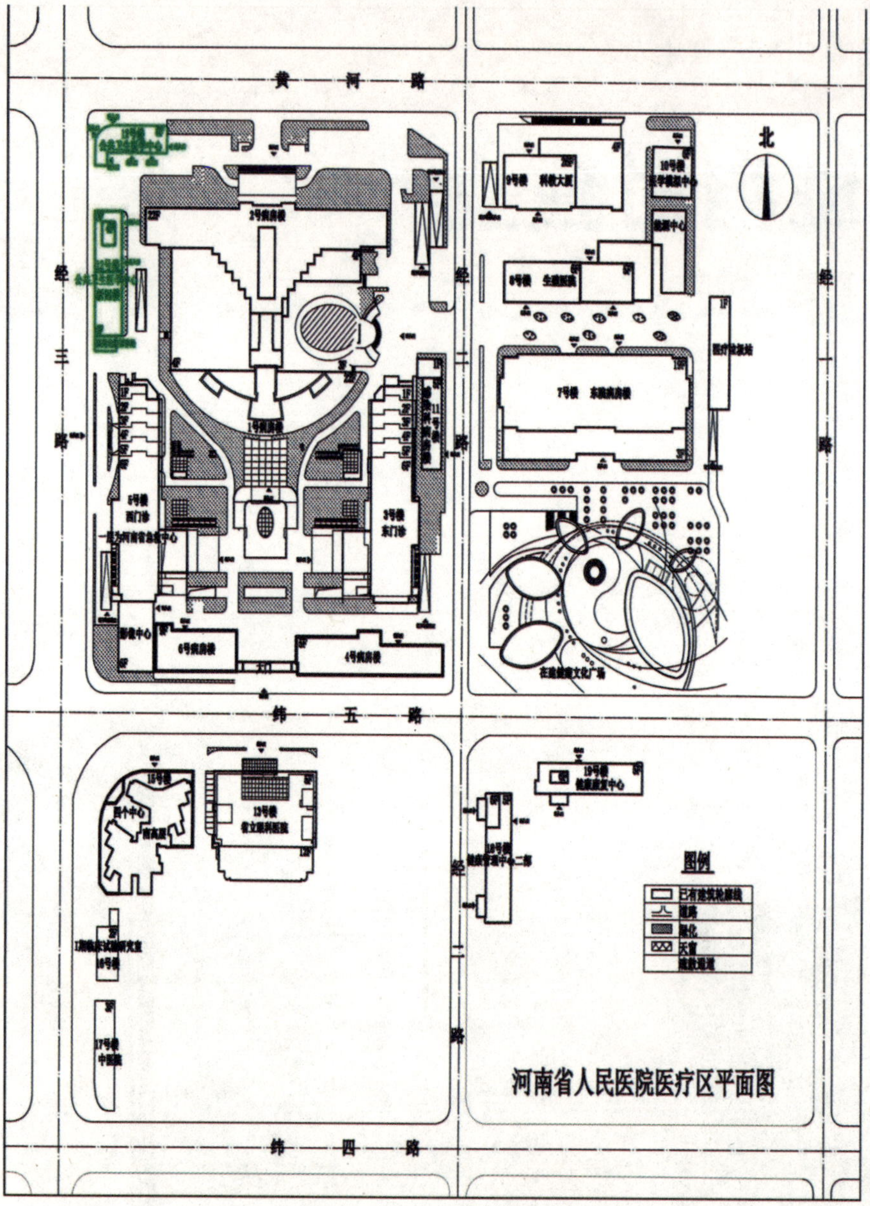

河南省人民医院以“平战结合、分层分类、高效协作”为原则，将公共卫生医学中心（12号楼）设置在黄河路与经三路交叉口东南角，河南省急救中心北侧；包括公共卫生医学中心、新冠楼，以及污水处理、医废处理等相关辅助用房。

发生重大公共卫生事件时，河南省急救中心、新冠楼、公共卫生医学中心之间既相互独立，又保持联通，可形成独立的诊疗区域，不影响其他诊疗区域的正常工作，避免在医疗救治中发生交叉感染。

医疗区域

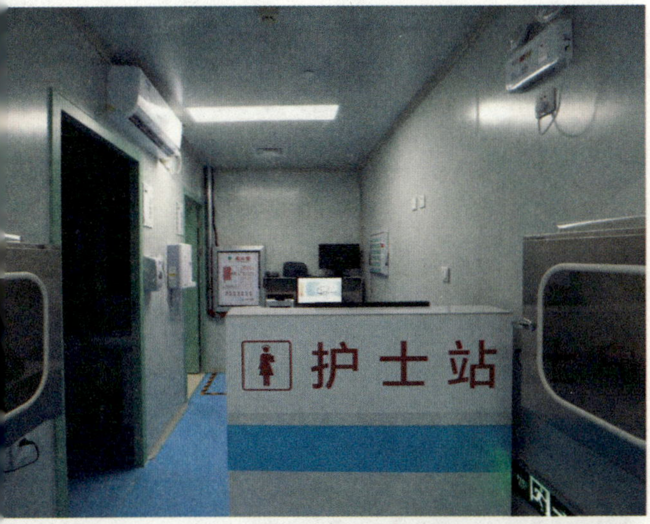

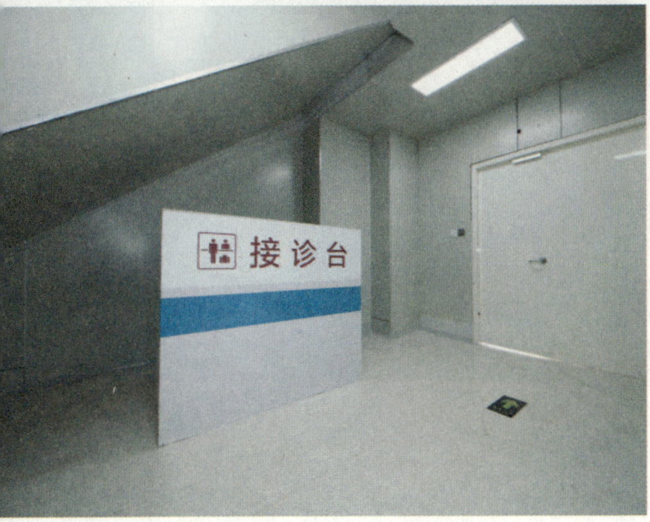

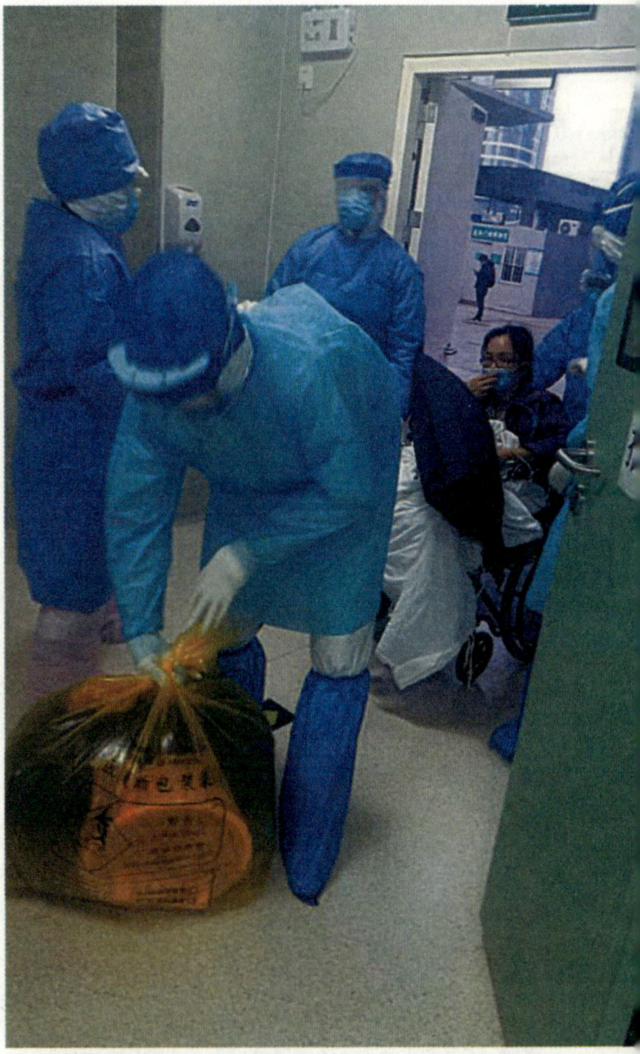

办公生活区

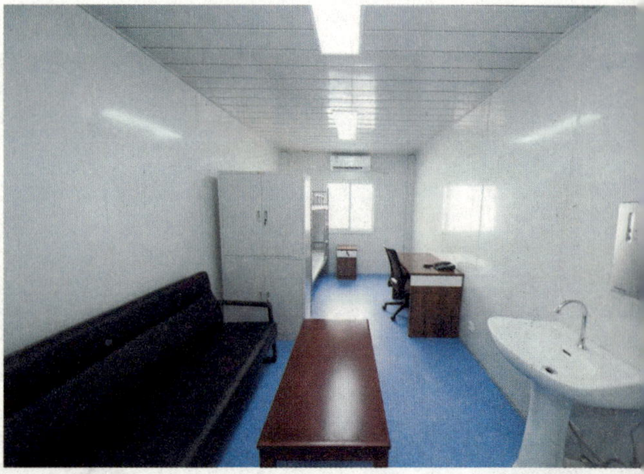

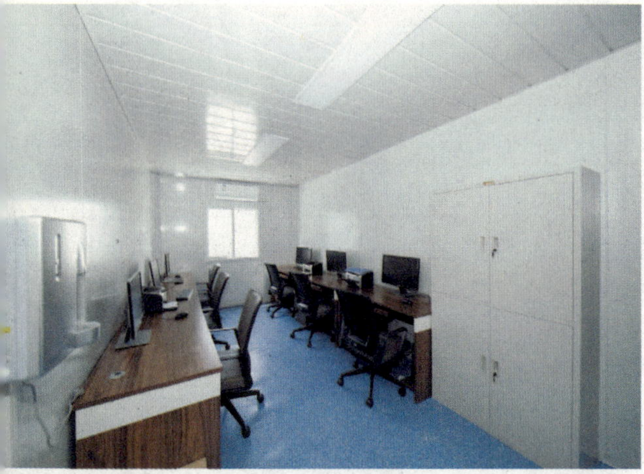

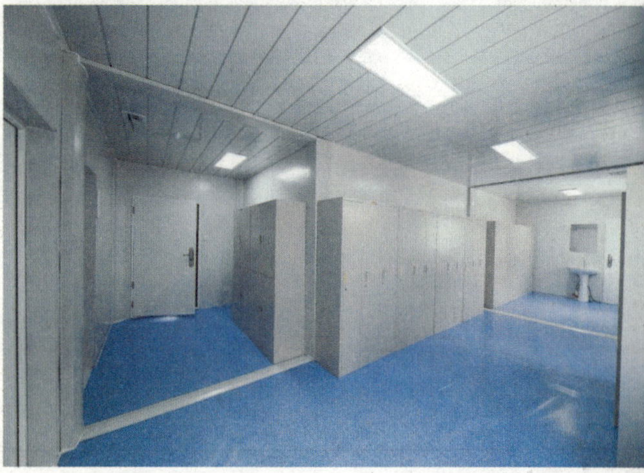

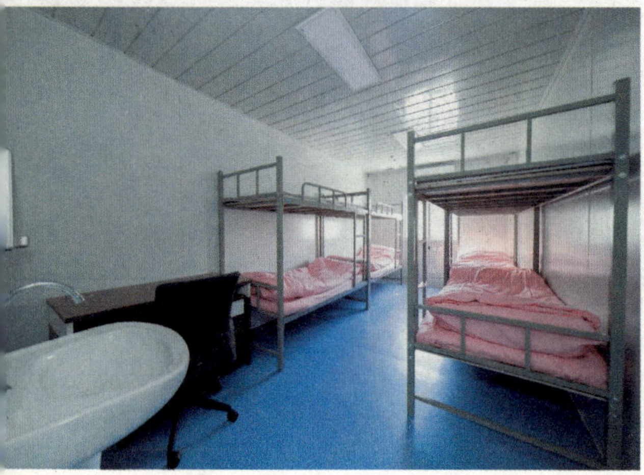

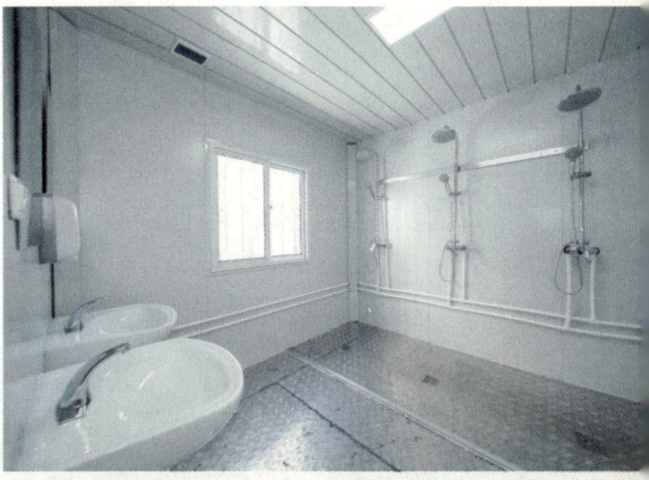

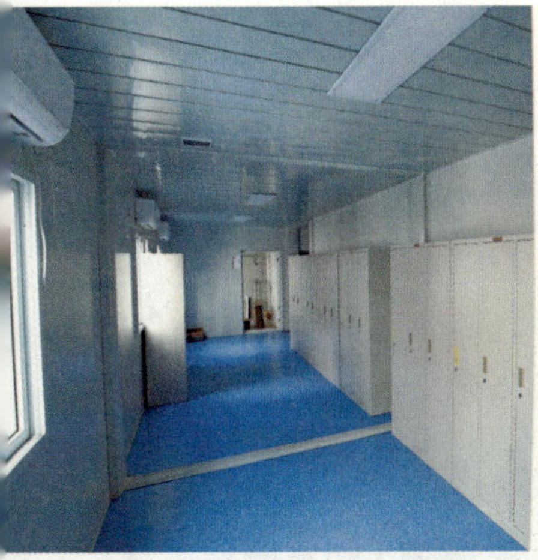

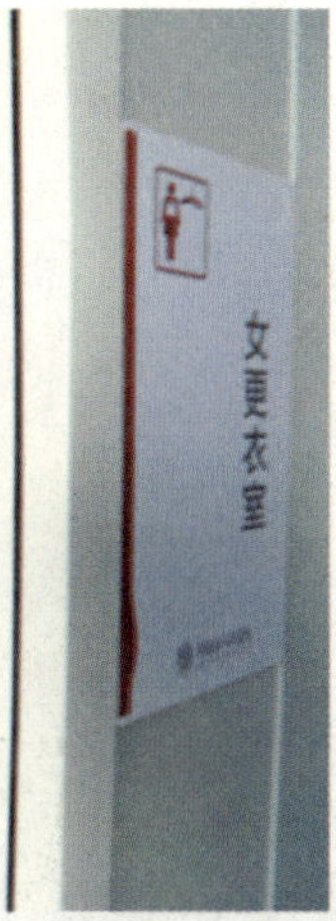
女更衣室

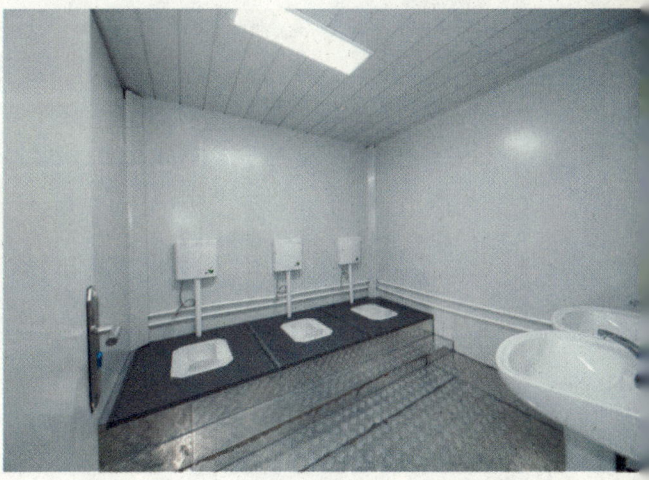

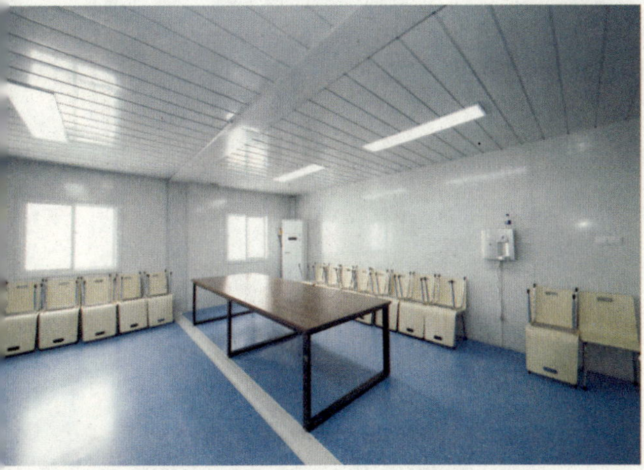

第五章

流向合理顺畅

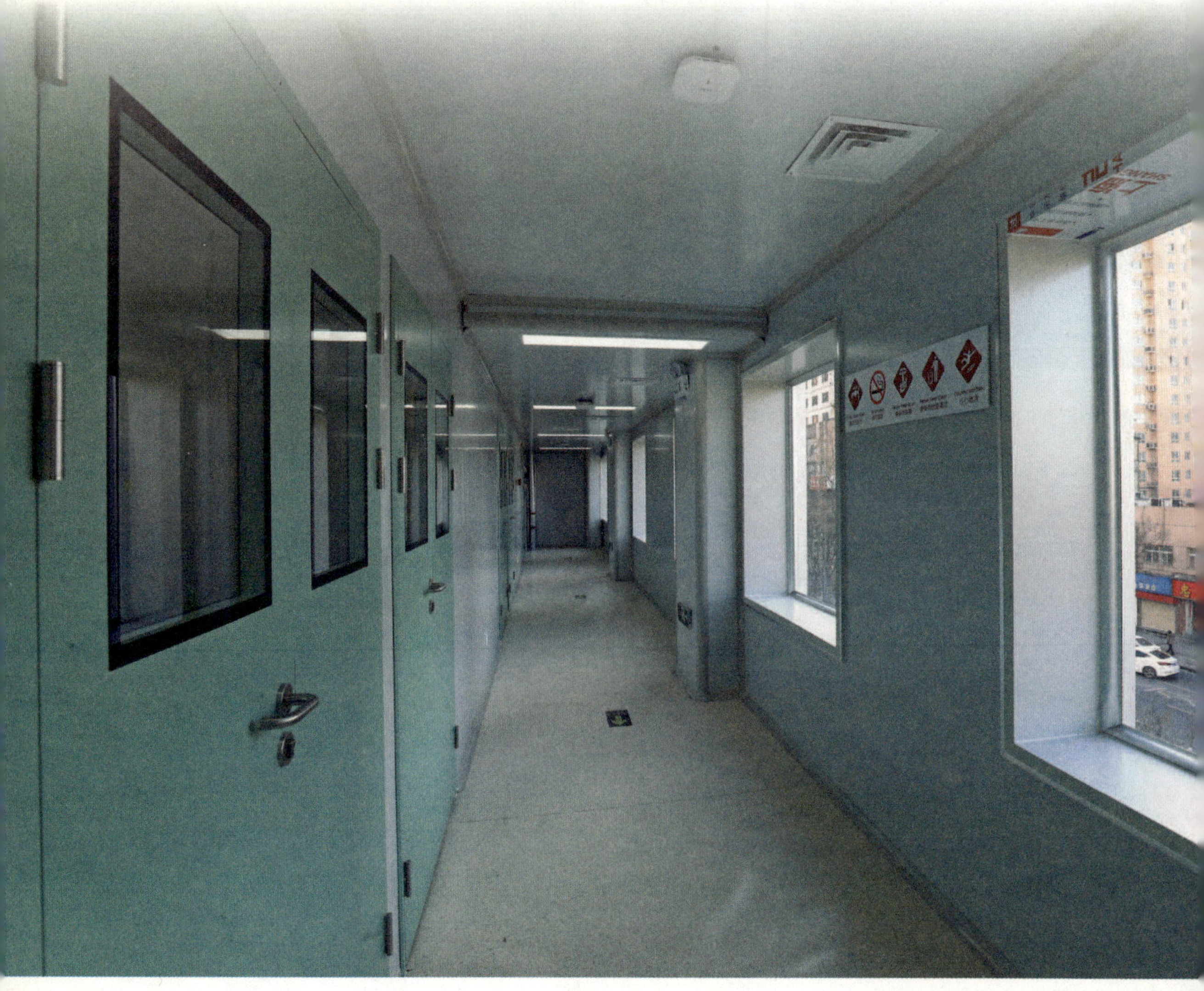

单向流通，安全感控

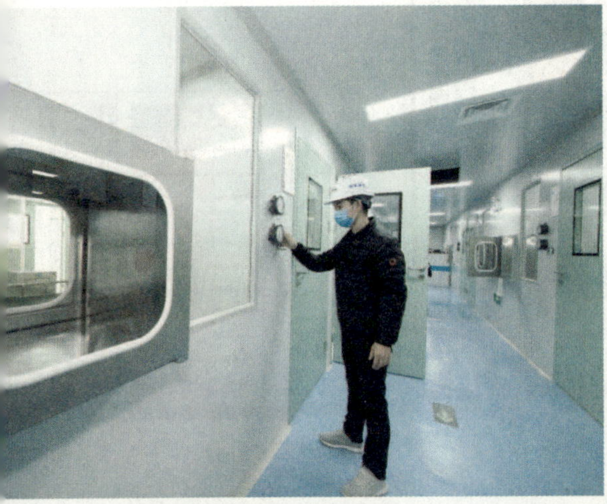

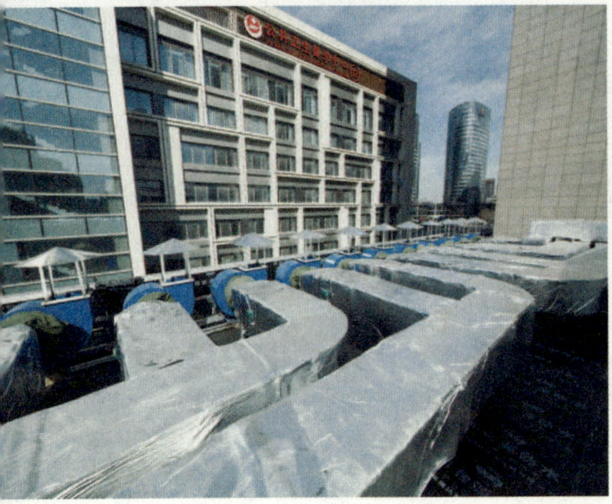

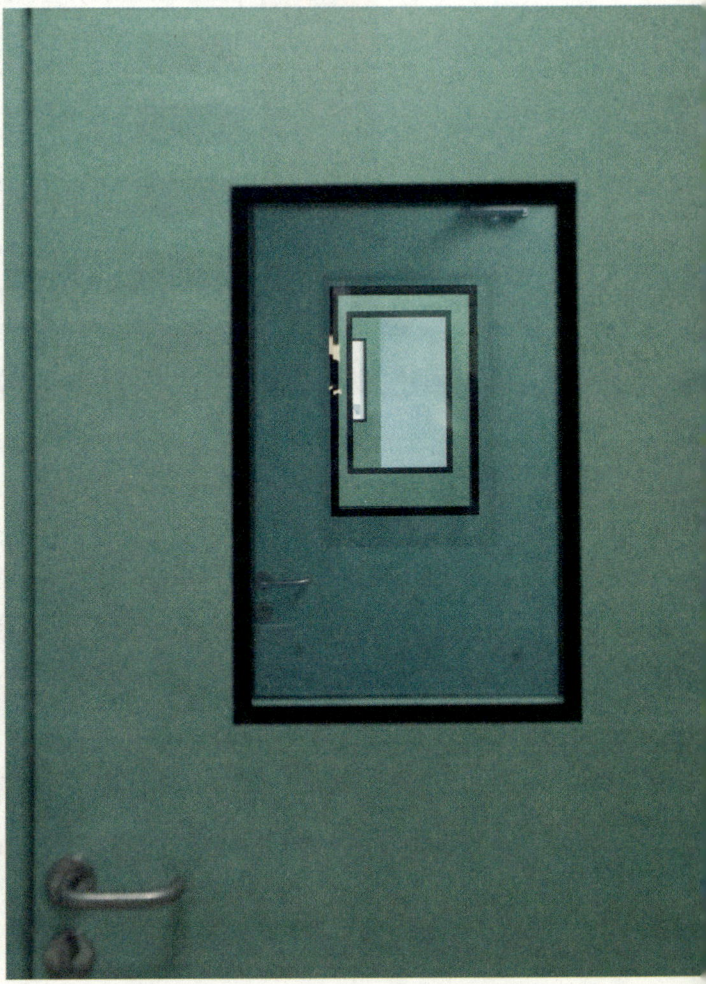

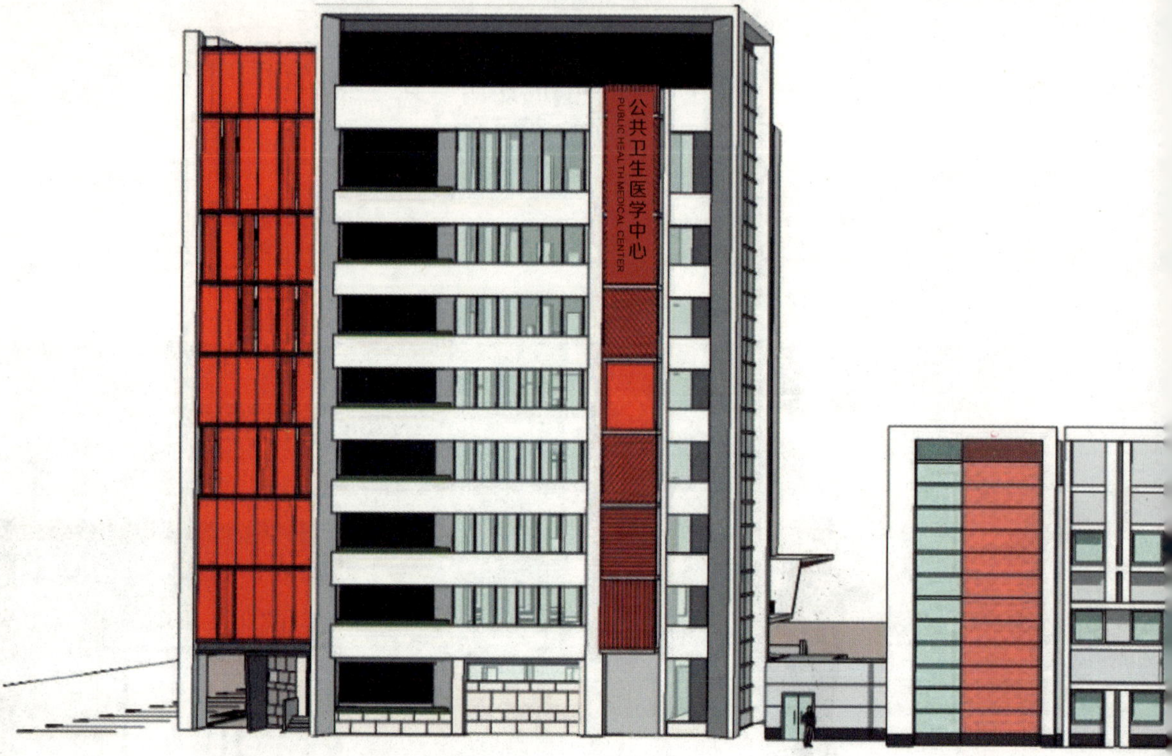

一、公共卫生医学中心

公共卫生医学中心设置有发热门诊、肠道门诊、肝病门诊、PCR实验室、影像检查、普通病房、负压隔离病房、负压重症隔离病房、会议室、互联智慧远程会诊等相关配套用房，共配置4台电梯，东侧2台为患者专用电梯，西北角1台为医务人员电梯，西南角1台为污物电梯。

公共卫生医学中心一层为发热门诊、肠道门诊、肝病门诊，发热病人直接从急诊分诊至发热门诊，东侧出入口为楼上病房出入口，北侧出入口平时为肝病病人从黄河路进出口，疫情期间封闭，西北侧出入口为职工通道及洁净物品通道。疫情期间肝病门诊暂停接诊。

二层为PCR实验室，平时作为感染性疾病科普通检验使用，疫情期间作为核酸检测实验室。三层为9间负压隔离病房及相关辅助用房。四至七层平时为普通病房，疫情期间四至六层作为疑似病例留观病房或隔离病区使用，七层作为医务人员办公生活区域和远程会诊中心。八层为6间重症病房和2间负压重症隔离病房及相关辅助用房。

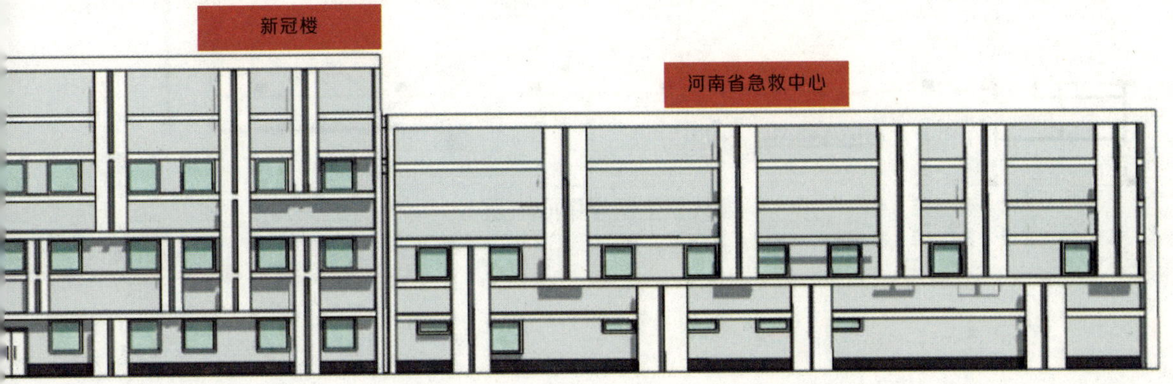

二、新冠楼

新冠楼分为负压隔离病房和医务人员生活办公区两部分，总建筑面积2 500m²。负压隔离病房共三层、局部四层，一至三层每层11间负压隔离病房，共33间；局部四层为办公和远程会诊中心，另在南侧两层建筑上加建一层医务人员生活办公区；分别建有医务人员、患者和污物专用电梯。

公共卫生医学中心和新冠楼严格按照“三区两通道”原则设置洁净区、半污染区和污染区，医务人员和患者双通道，严格区分医务人员和患者活动空间，严格实行水平和垂直交通路线的分区分流，患者一人一病房、单设卫生间，最大程度降低感染风险。

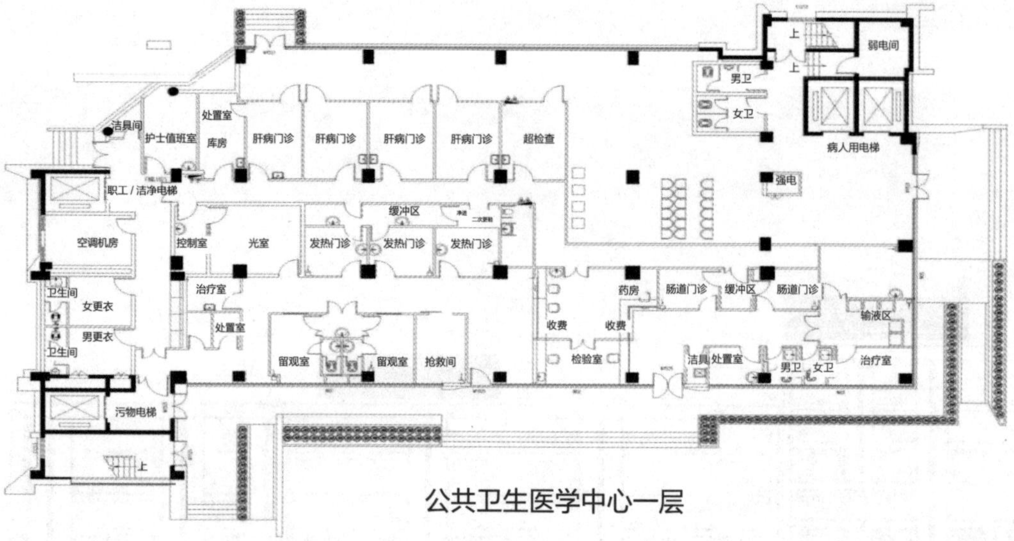

公共卫生医学中心一层

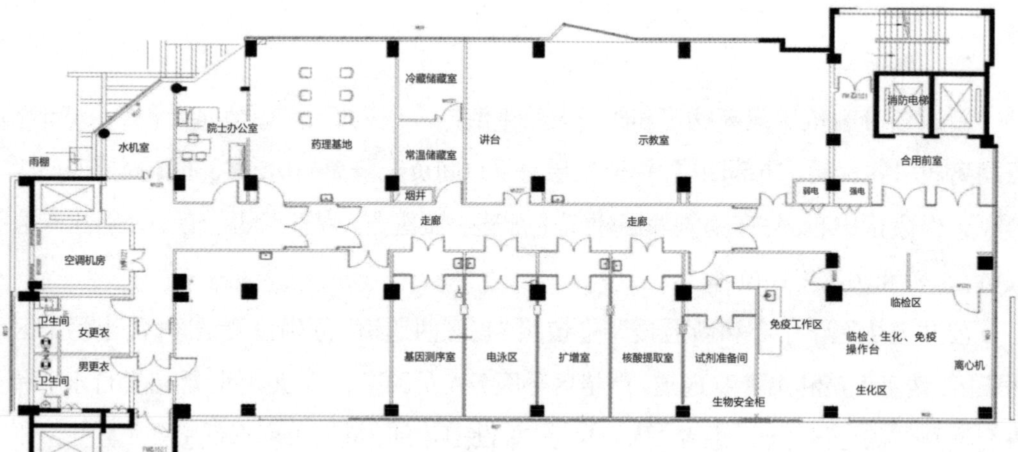

公共卫生医学中心二层

※注：p.42~46图纸是设计图纸，只是反映建设的一个过程，并不代表最终建设效果。

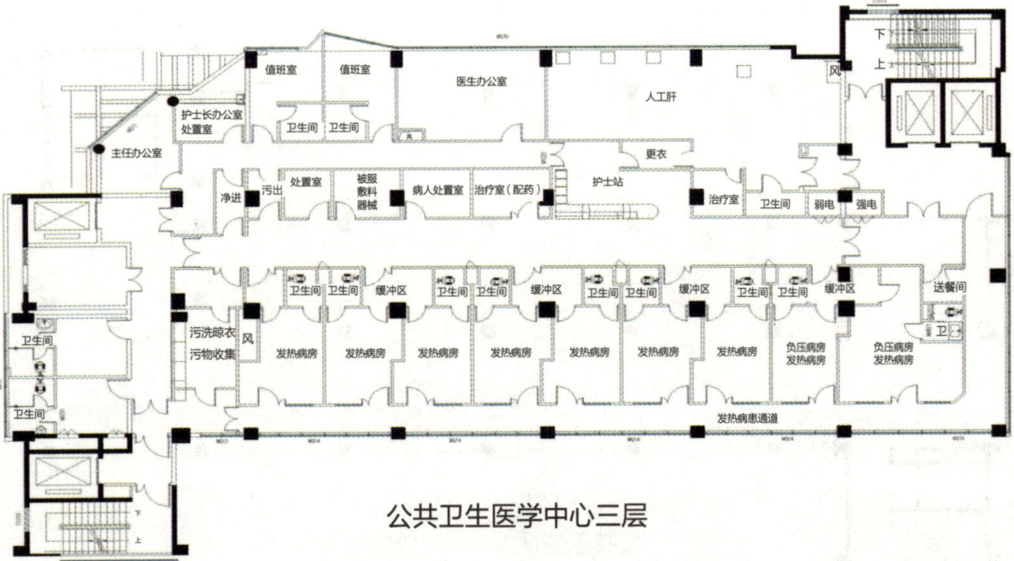

公共卫生医学中心三层

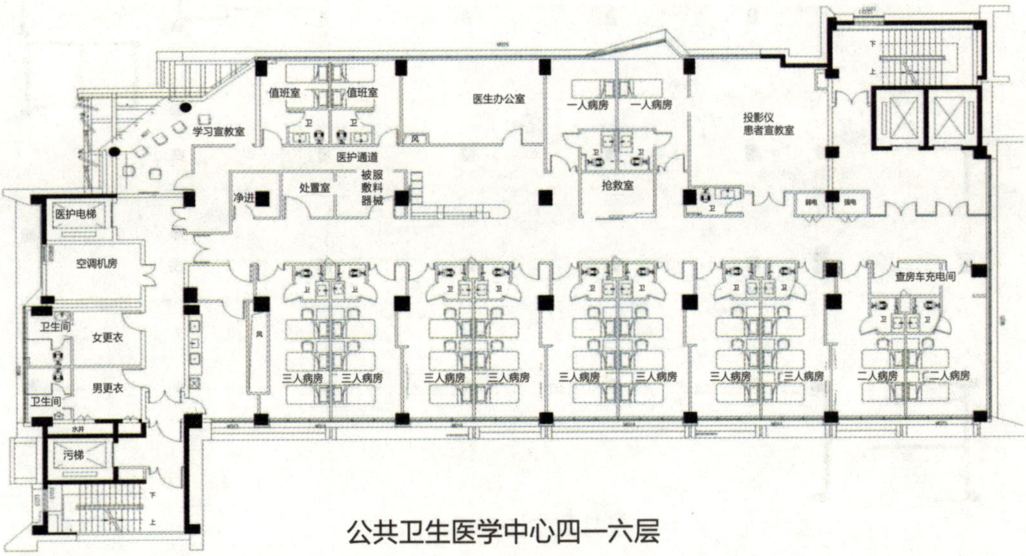

公共卫生医学中心四一六层

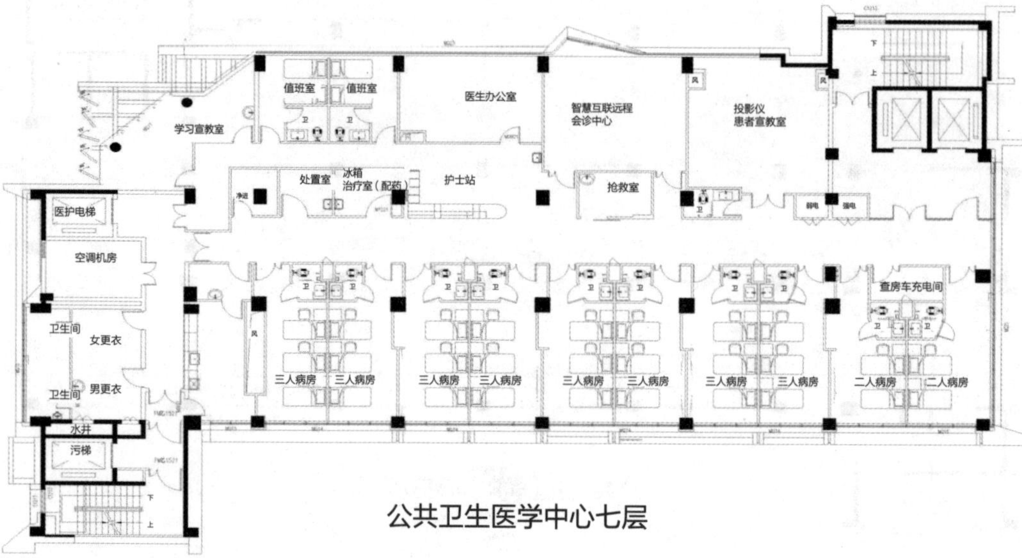

公共卫生医学中心七层

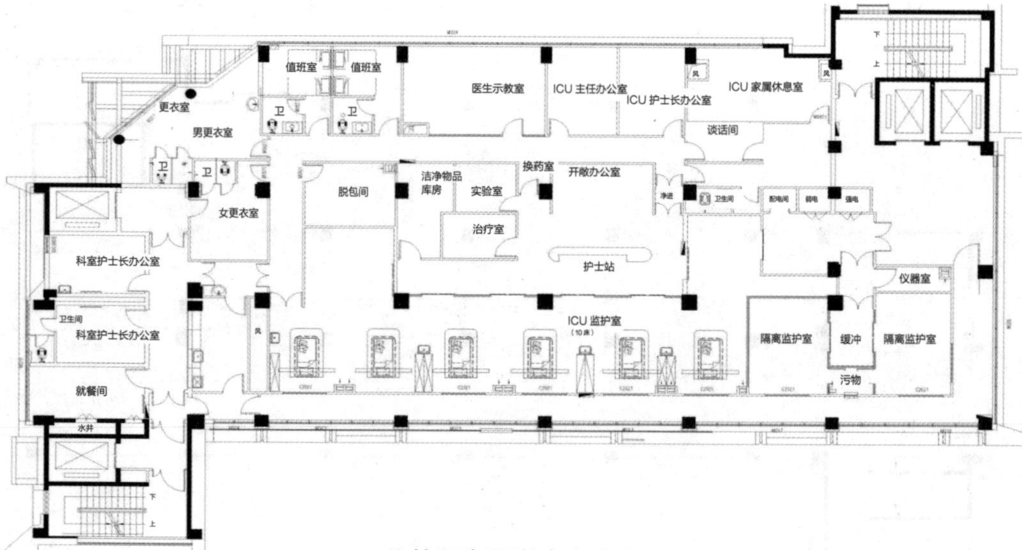

公共卫生医学中心八层

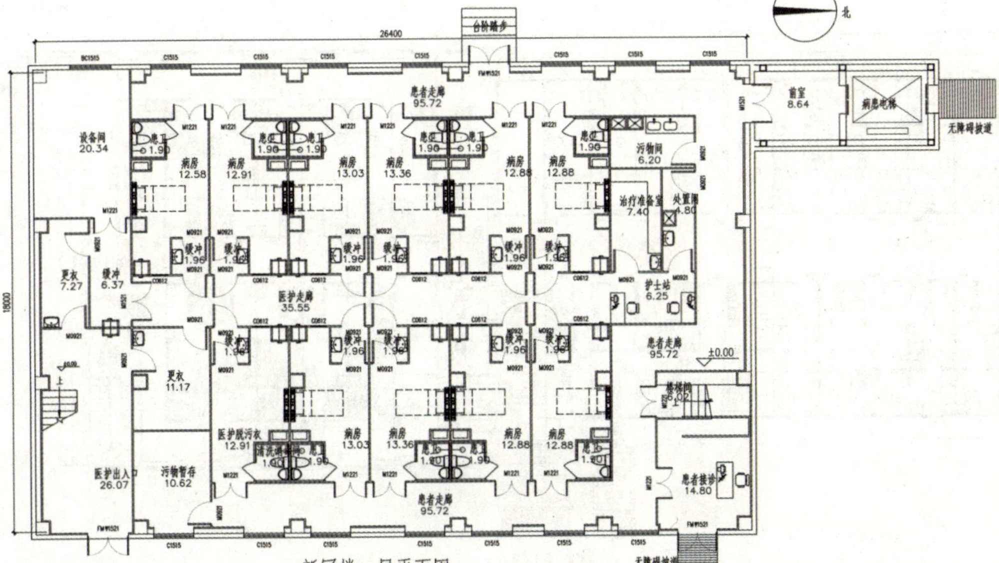

新冠楼一层平面图

11间负压隔离病房

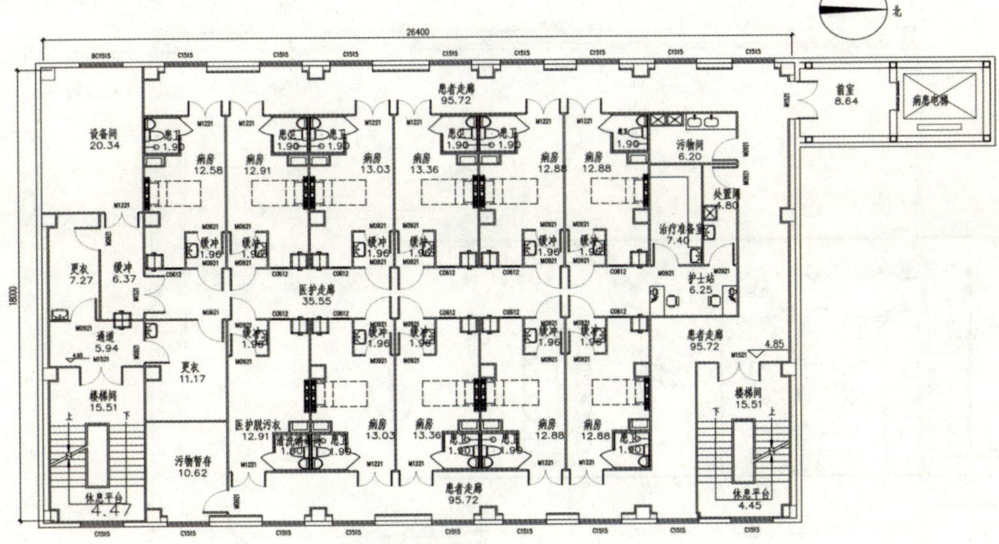

新冠楼二层平面图

11间负压隔离病房

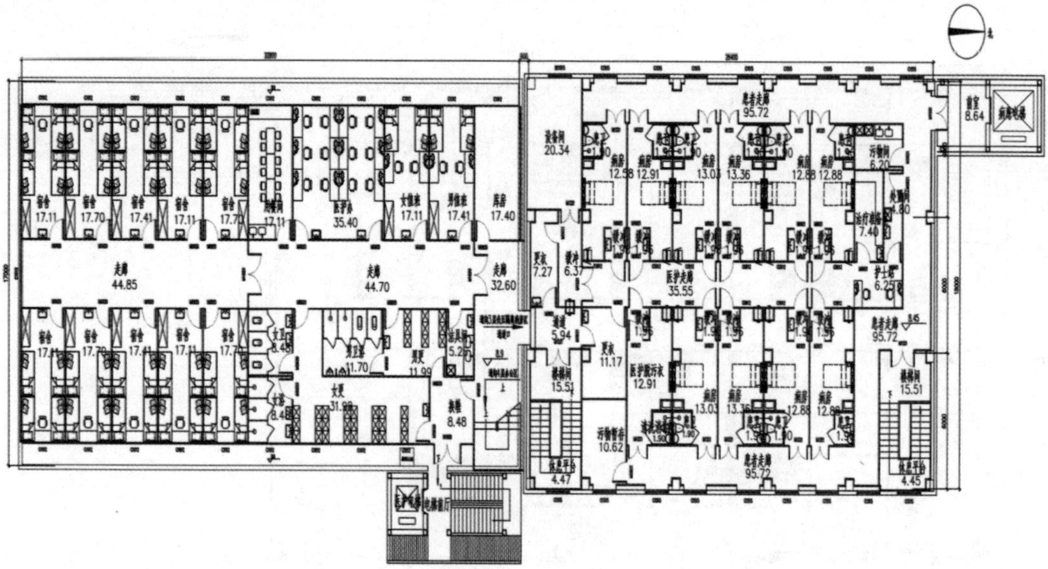

新冠楼三层平面图

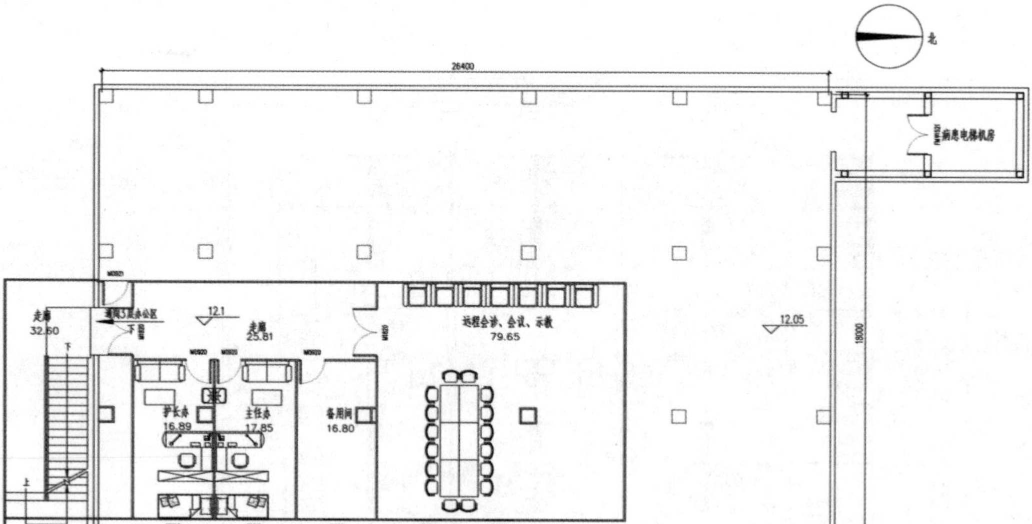

新冠楼四层平面图

办公区、远程会诊

第六章

设计标准规范

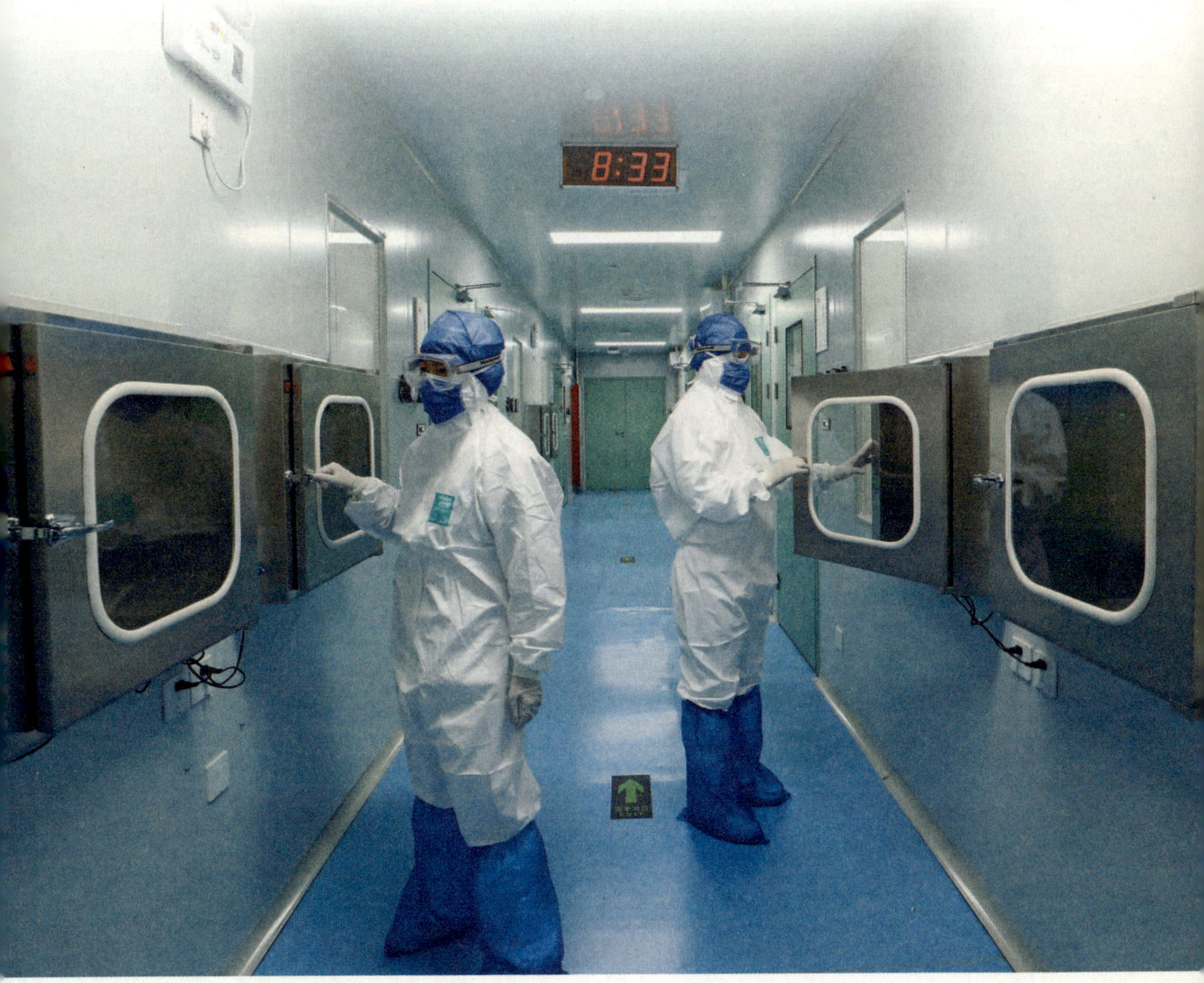

公共卫生医学中心在2018年建设时便充分考虑到未来应对突发公共卫生事件的需要，分设有医务人员通道（西北侧）、患者通道（东侧）、污物通道（西南侧）三个通道，每个通道均设有电梯，确保平战功能随时切换。在平时，三个通道各自专用，杜绝交叉。在转换为战时功能时，充分考虑本次疫情防护需要，将西北侧通道作为清洁通道，用于清洁物品的运送和医务人员出入；将西南侧通道作为污染通道，分时段分别专用于医疗废物转运和确诊患者出入隔离病区；将东侧通道作为普通留观患者通道使用。同时，随时根据疫情防控需要，调整锁闭各类电梯的不同楼层，确保各时期洁、污流线合理，避免人员（医/患、患/患）交叉，并在各出入口、通道、电梯间粘贴醒目标识，有效防控疫情。

公共卫生医学中心和新冠楼严格按照国家现行标准规范设计，洁、污分区，医务人员、患者双通道；设有专用垃圾箱和暂存站，实行专人管理、专用通道、专车运输、专业公司处理。专用病房产生的医疗废水，敷设有专用管道、专用沉淀池，经灭活消毒处理后达标排放。

一、建筑布局基本要求

收治确诊或疑似新型冠状病毒肺炎患者的病区建筑布局和工作流程符合WS/T 311—2009《医院隔离技术规范》等的有关要求，设在公共卫生医学中心三、四、五、八楼及新建的负压隔离病房。

1.病区设三区、两通道、两缓冲

（1）清洁区为病区中不易受到患者血液、体液和病原微生物等物质污染及传染病患者不应进入的区域。包括医务人员的出入口、值班休息室、医务人员卫生间、更衣室、淋浴间以及清洁库房等。

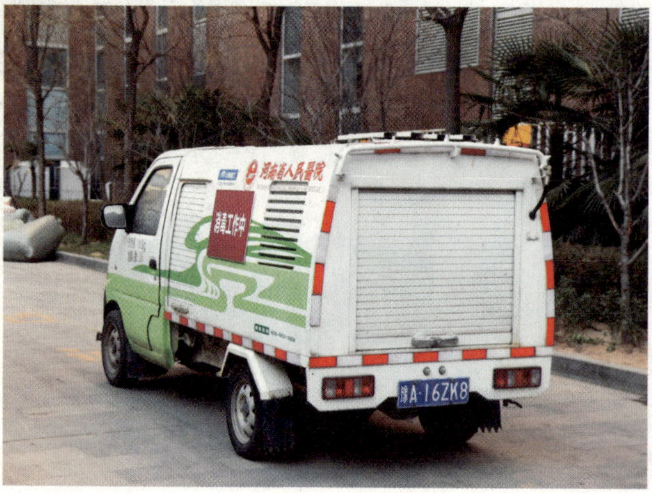

（2）潜在污染区是位于清洁区与污染区之间，有可能被患者血液、体液和病原微生物等物质污染的区域。主要包括隔离或留观病区内的医生办公室、治疗准备室、护士站、仪器存放间、护理走廊等。

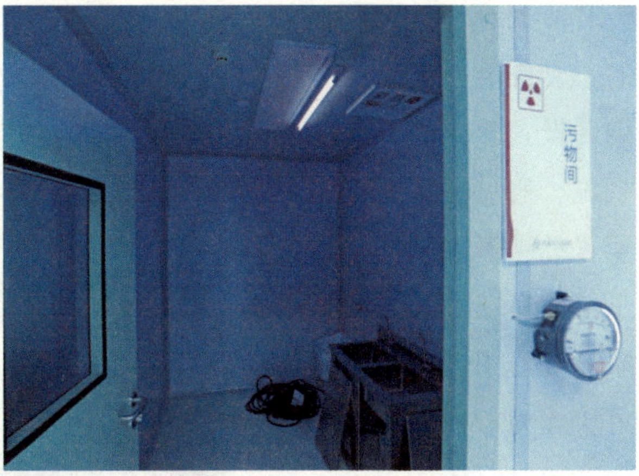

（3）污染区为传染病患者和疑似传染病患者出入和接受诊疗的区域，包括被其血液、体液、分泌物、排泄物污染的物品暂存和处理的场所。包括患者入口区、病室（含患者卫生间）、抢救室、处置室、污物间等。

（4）两通道分别为医务人员通道和患者通道。医务人员通道、出入口设在清洁区一端，患者通道、出入口设在污染区一端。

（5）两缓冲为清洁区与潜在污染区之间、潜在污染区与污染区之间设立的两侧均有门的房间，为医务人员的准备间。其中三楼为原有缓冲间，四、五楼为临时增加实体隔断实现两缓冲，八楼为通过改变原有双门房间用途实现两缓冲。

2.卫生热水

公共卫生医学中心和新冠楼内24小时供应卫生热水，满足病人及医务人员使用需求，水龙头全部使用无触摸式感应水龙头，减少接触。

3.直饮水

病房内配备直饮水系统，在房间直接取用饮用水，减少取用热水时的交叉接触。

4.电力供应

公共卫生医学中心和新冠楼敷设专用电缆，双回路供电，末端自动切换，在1号病房楼负一层建设了公共卫生医学中心和新冠楼专用配电室，保障用电安全可靠。

5.气流组织

公共卫生医学中心和新冠楼负压病房压差控制的设置按照定向气流组织原则：清洁区＞潜在污染区＞污染区。相邻相通不同污染等级房间的压差（负压）不小于5Pa，负压程度由高到低依次是病房卫生间、病房房间、缓冲间与潜在污染区走廊。各区域间通行设置双向电子互锁密闭门，两侧门不能同时开启，保证各区域压力稳定不受影响。

负压病房采用全送全排系统形式，室内气流组织采用吊顶高效送风口送风，保证医务人员活动区域空气洁净；下侧床旁排风口排风，污染的空气及时排出，最大限度保护医务人员安全。

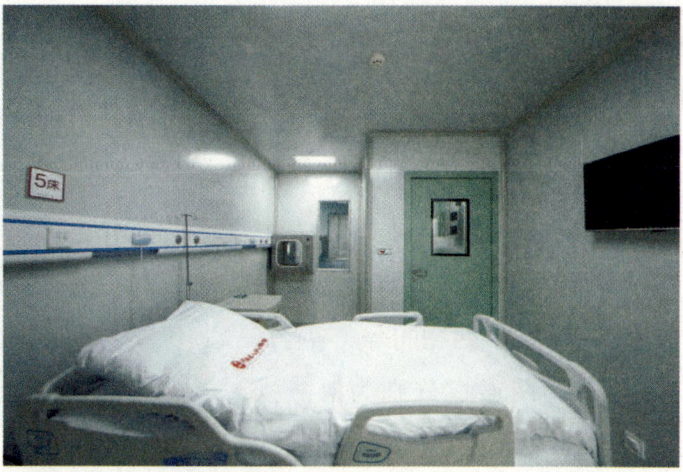

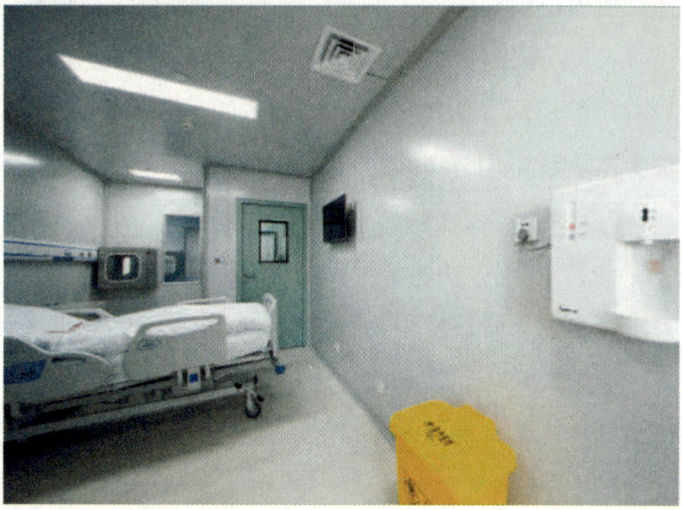

每间病房设置独立的一套排风系统，潜在污染区设置独立的一套排风系统，避免交叉感染，均配置低噪声排风机，放置于屋面高空排放。病房区域设置备用排风机组：排风机均为一用一备，当一台开启时，备用排风机关闭，以保障病房不因排风机故障而停用。病房区域新风系统和排风系统连锁，开启时先排风机组，后新风机组；关闭时先新风机组，后排风机组。

6.污水处理

公共卫生医学中心和新冠楼敷设专用污水管网，对管网材质及施工工艺高要求，确保管网不漏水，排水通畅，避免对地下水质及周边环境造成污染。

污水处理工艺采用水解酸化+生物接触氧化+含氯消毒剂消毒联合工艺。所有污水处理设备均为一用一备，确保污水处理设施不间断运转，处理后的出水水质达到传染病、肺结核医疗机构水污染物排放标准。

针对污水建立了完善而先进的数字化环境监控体系——医疗废水处理安全智能管理平台。智能管理平台通过PLC控制模块或智能传感器实时采集污水处理设备的运行数据，并实时监测流量、水位、水质等参数，连续在线监测污染源水体中的化学需氧量（COD）、氨氮含量、pH值、余氯等污染因子，当设备运行出现异常或者故障时可准确定位故障部位并快速了解故障原因。水质出现异常可通过移动端第一时间通知工作人员进行处理，确保污水处理系统的安全运行。

7.设施消毒

隔离病房患者的血液、体液、分泌物、排泄物均具有传染性，病区内防止病人间交叉感染和医务人员的职业防护，是感控的重点。在疫情防控期间，我院共配置了4台具有独立行动专业能力的智能消毒机器人，分别服务于新冠楼及公共卫生医学中心，在医疗救治和服务各个环节减少医务人员感染风险。

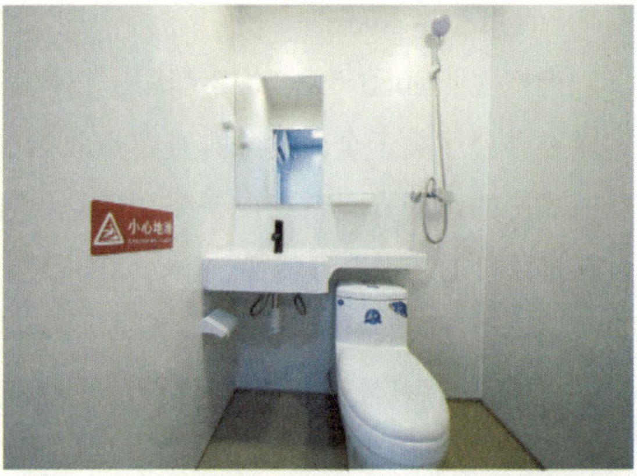

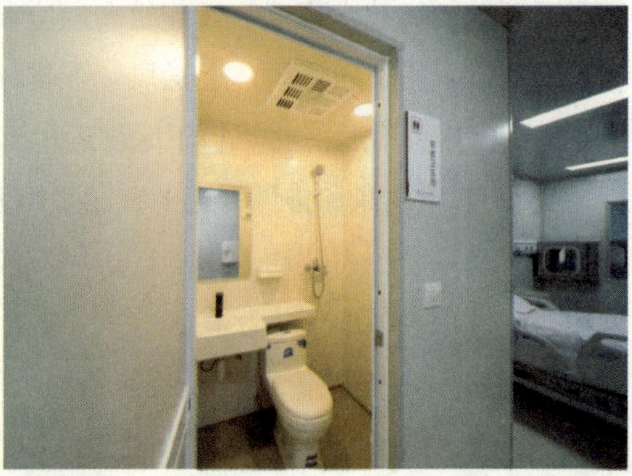

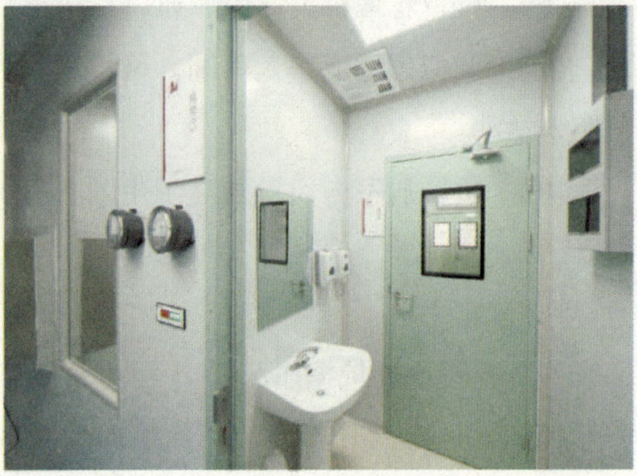

智能消毒机器人集紫外线、超干雾化过氧化氢、空气过滤三种消毒方式于一体。可根据不同场景按需求设置消毒模式，能够自动识别待消毒目标，针对物体表面、空气、病床等做到全方位无死角消毒。同时，可根据空间面积计算消毒时间，依据空气浓度曲线决定消毒方式和消毒剂用量，全智能化操作，人机分离，保证人员安全。此外，设备具备自主导航技术，能够自主移动，可根据医务人员和患者的分布进行沿路径递进式高水平消毒和自动多点终末消毒，弥补了传统固定式消毒设备的不足。在消毒机器人第一次进入新冠楼时，医学装备部工程师和厂家工程师共同配合设置好消毒地图，将业务逻辑和物理位置进行绑定，后续就无须再进行人工干预。医务人员在使用时，只要在平板上下指令，机器人就能自行前往指定位置消毒。

消毒机器人的使用有效提高院内感染的预防和控制水平，为患者与医务人员建立了安全、健康的就医和工作环境。

8.医用气体

严格遵照GB50751—2012《医用气体工程技术规范》相关规定，依据《国家卫生健康委办公厅关于全面紧急排查定点收治医院真空泵排气口位置的通知》要求，对新冠病房的医用真空系统设备采用独立设置，采用目前较为领先的医用真空泵，并且在排风口加装了消毒装置。

二、负压隔离病房要求

负压隔离病房适用于经空气传播的传染病患者的隔离。

（1）符合GB/T 35428—2017《医院负压隔离病房环境控制要求》和WS/T 311—2009《医院隔离技术规范》，建筑布局应设病室及缓冲间，通过缓冲间与病区走廊相连。病室采用负压通风，上送风、下排风；病室内送风口应远离排风口，排风口应置于病床床头附近，排风口下缘靠近地面但应高于地面10 cm。门窗应保持关闭。

（2）病室送风和排风管道上宜设置压力开关型的定风量阀，使病室的送风量、排风量不受风管压力波动的影响。送风应经过初、中效过滤，排风应经过高效过滤处理，每小时换气6 次以上。

（3）应设置压差传感器，用来检测负压值，或用来自动调节不设定风量阀的通风系统的送、排风量。病室的气压宜为-30 Pa，缓冲间的气压宜为-15 Pa。

（4）设备管理科负责保障通风系统正常运转，做好设备的日常保养维护工作。

（5）疑似患者应单人单间，确诊患者可安置在同一间负压病室，限制患者到本病室外活动。

（6）负压病室内设置独立卫生间，有流动水洗手和卫浴设施。配备室内对讲设备。

设计建设主要依据如下：

GB/T 35428—2017《医院负压隔离病房环境控制要求》

WS/T 311—2009《医院隔离技术规范》

WS/T 511—2016《经空气传播疾病医院感染预防与控制规范》

GB 51039—2014《综合医院建筑设计规范》

GB 50849—2014《传染病医院建筑设计规范》

GB 50591—2010《洁净室施工及验收规范》

GB 50333—2013《医院洁净手术部建筑技术规范》

T/CECS 661—2020《新型冠状病毒感染的肺炎传染病应急医疗设施设计标准》

国卫办规划函〔2020〕111号《新型冠状病毒肺炎应急救治设施设计导则（试行）》

国卫办规划函〔2020〕166号《新冠肺炎应急救治设施负压病区建筑技术导则（试行）》

GB 50016—2014《建筑设计防火规范》（2018年版）

HJ 2029—2013《医院污水处理工程技术规范》

GB 50736—2012《民用建筑供暖通风与空气调节设计规范》

GB 50015—2019《建筑给水排水设计标准》

JGJ 312—2013《医疗建筑电气设计规范》

GB 50052—2009《供配电系统设计规范》

GB 50314—2015《智能建筑设计标准》

GB 50751—2012《医用气体工程技术规范》

GB 50030—2013《氧气站设计规范》

YS/T 650—2007《医用气体和真空用无缝铜管》

HG 20202—2014《脱脂工程施工及验收规范》

第七章

配套智能高端

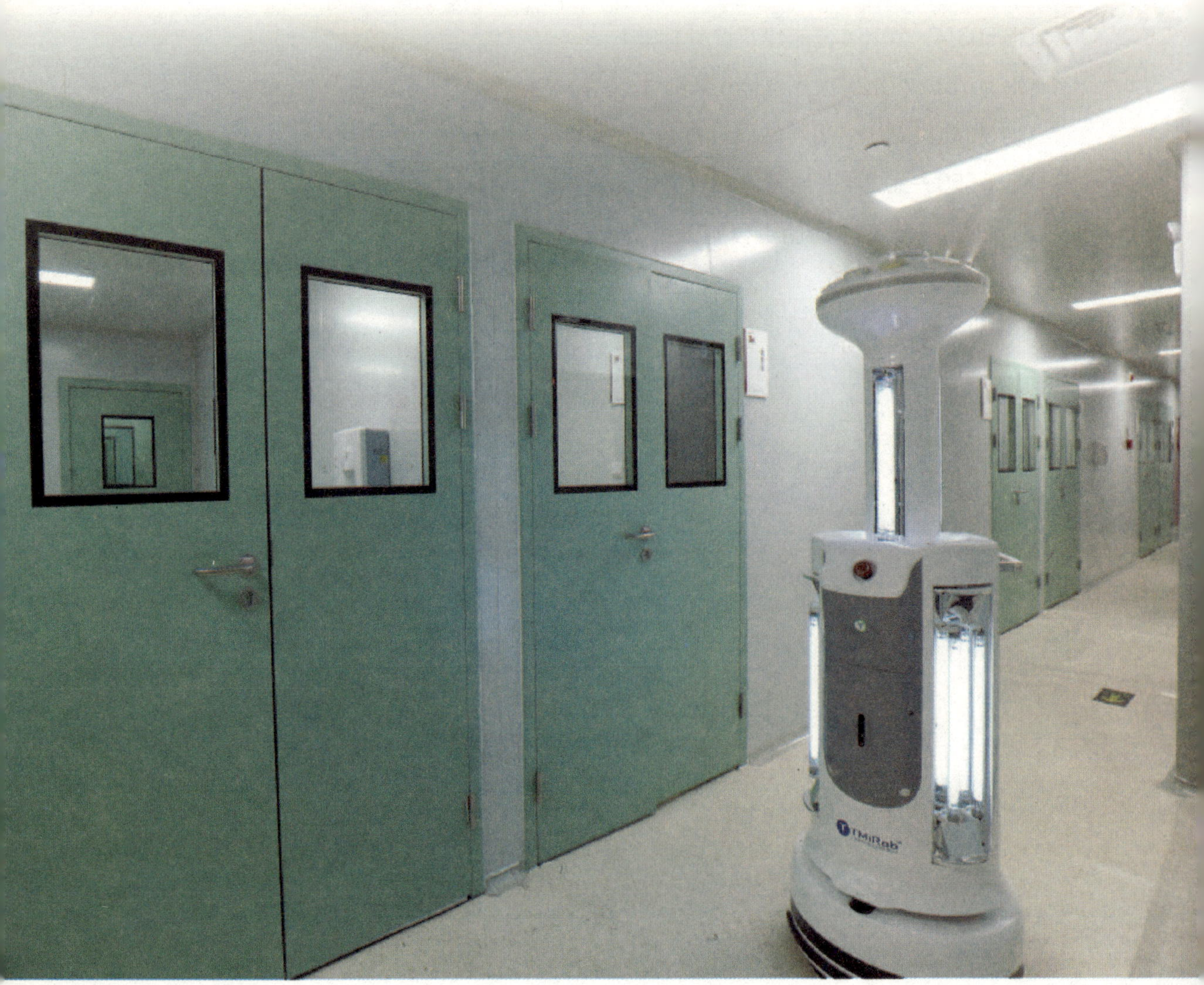

高精尖设备

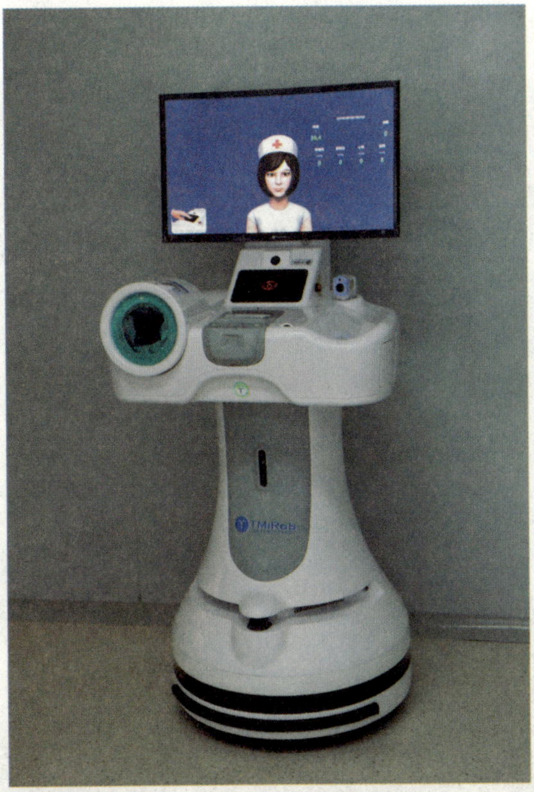

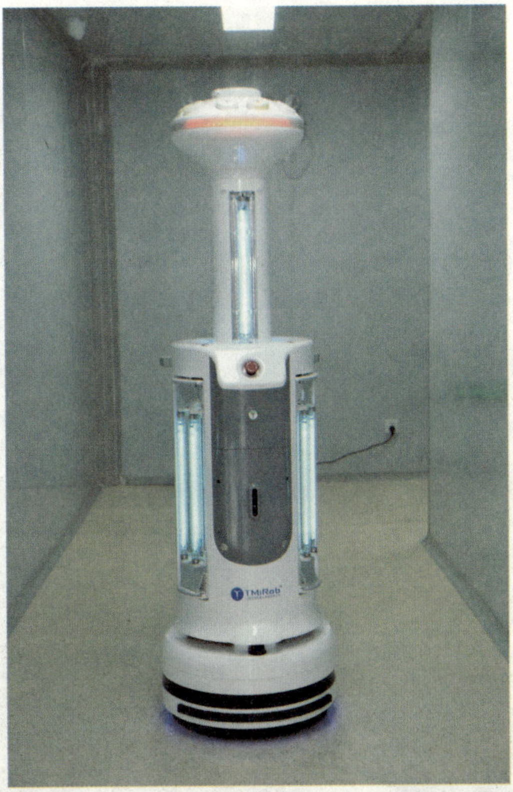

公共卫生医学中心和新冠楼实现5G网络全覆盖，可运用5G技术构建多样化的医疗应用场景，便于通过视频及图像交互来开展诊断与指导。搭建点到点、终端到终端的远程会诊网络，通过远程会诊平台，实现联防联控指挥中心与河南省人民医院互联智慧分级诊疗中心及各地市分级诊疗分中心的远程会诊。引入视频对讲探视系统，通过手机、iPad等移动端建立视频连接，让家属、医务人员通过网络实现和病人的语音、视频交流。配备智能消毒机器人，自动对空气、物体表面进行日常和终末消毒，最大限度降低医务人员感染风险。建立负压系统远程在线监控平台，实时监控负压病房负压值，远程操控，确保负压值符合要求。视频监控24小时实时查看，存储90天。

远程指挥救治

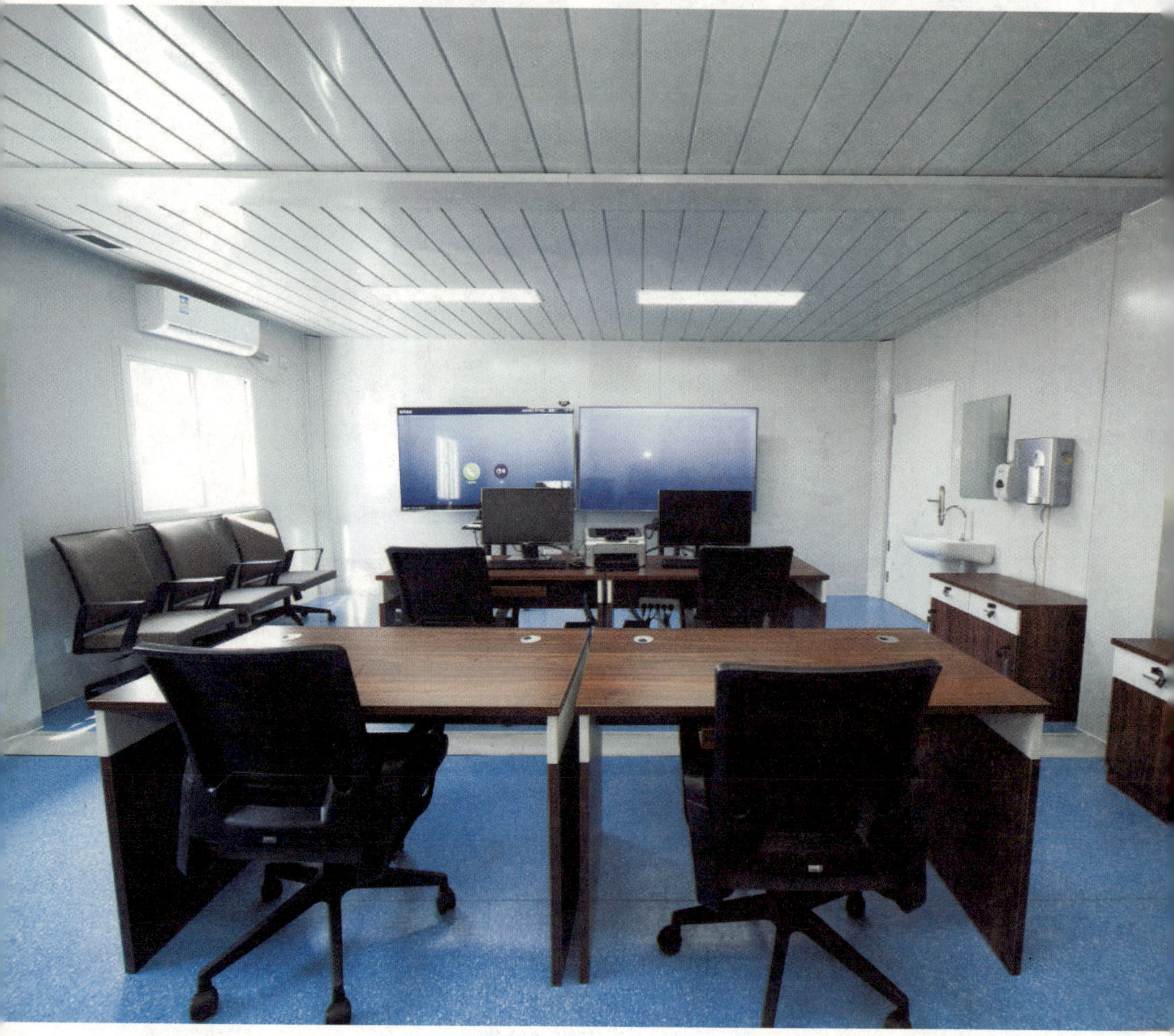

全流程严格防控

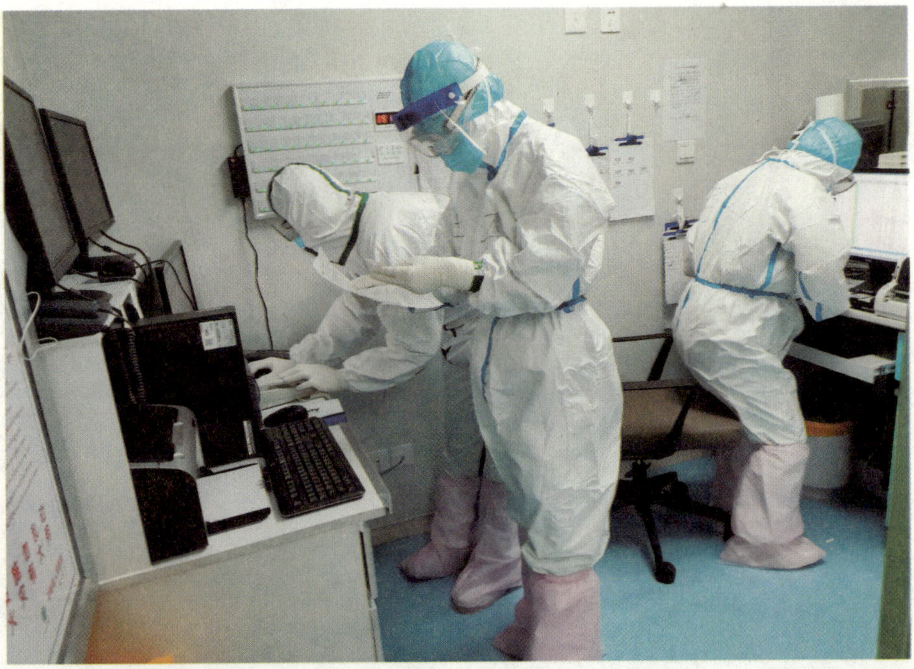

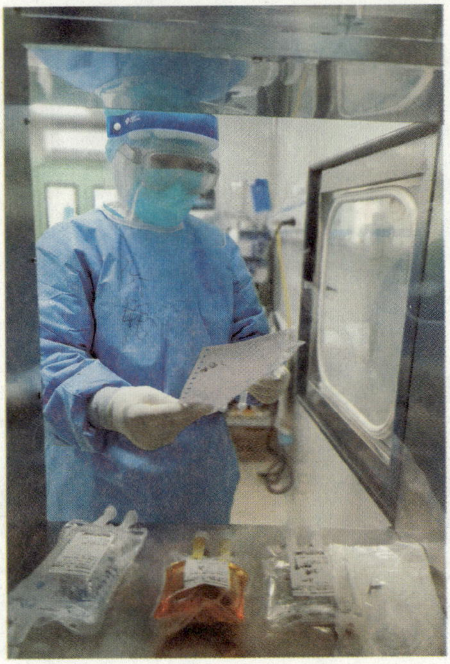

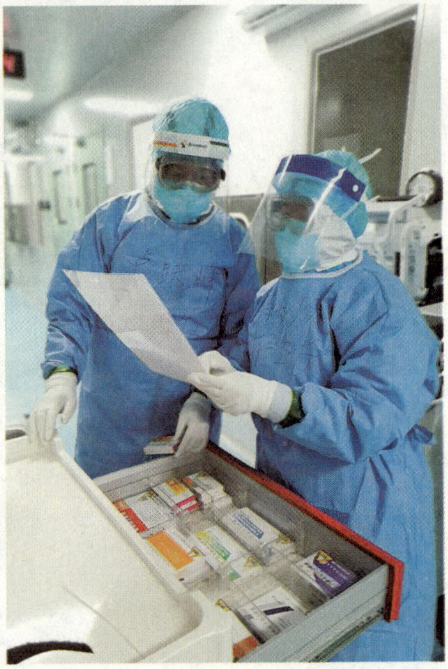

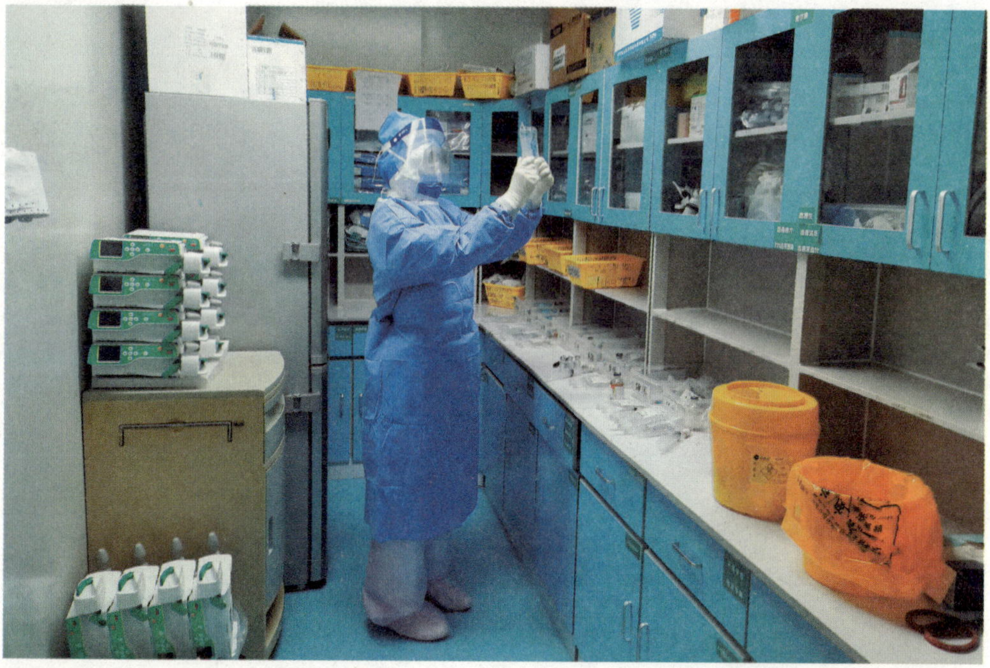

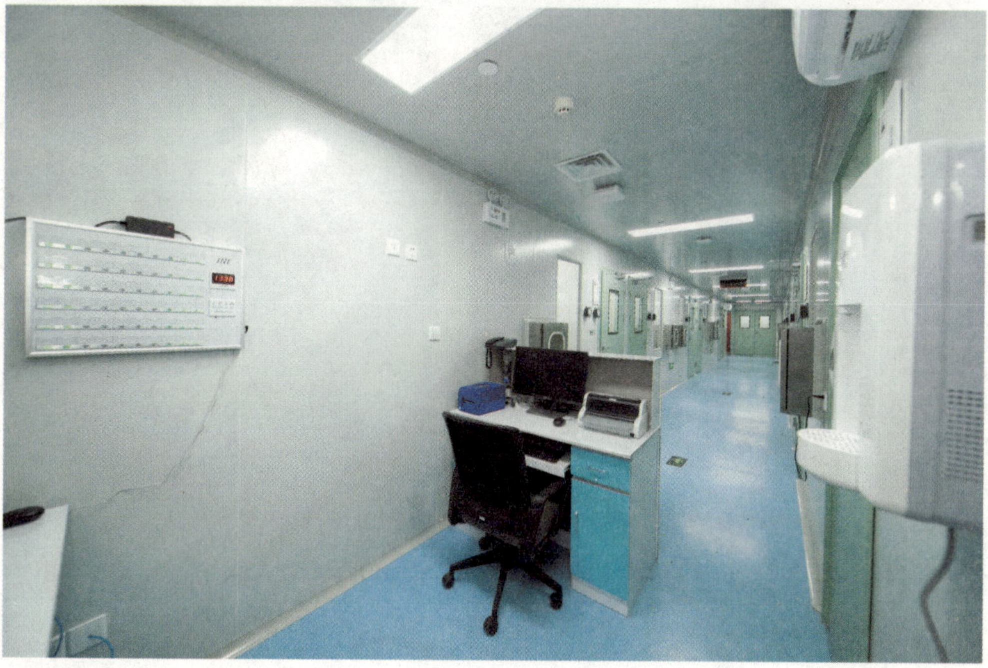

第八章

防护安全可靠

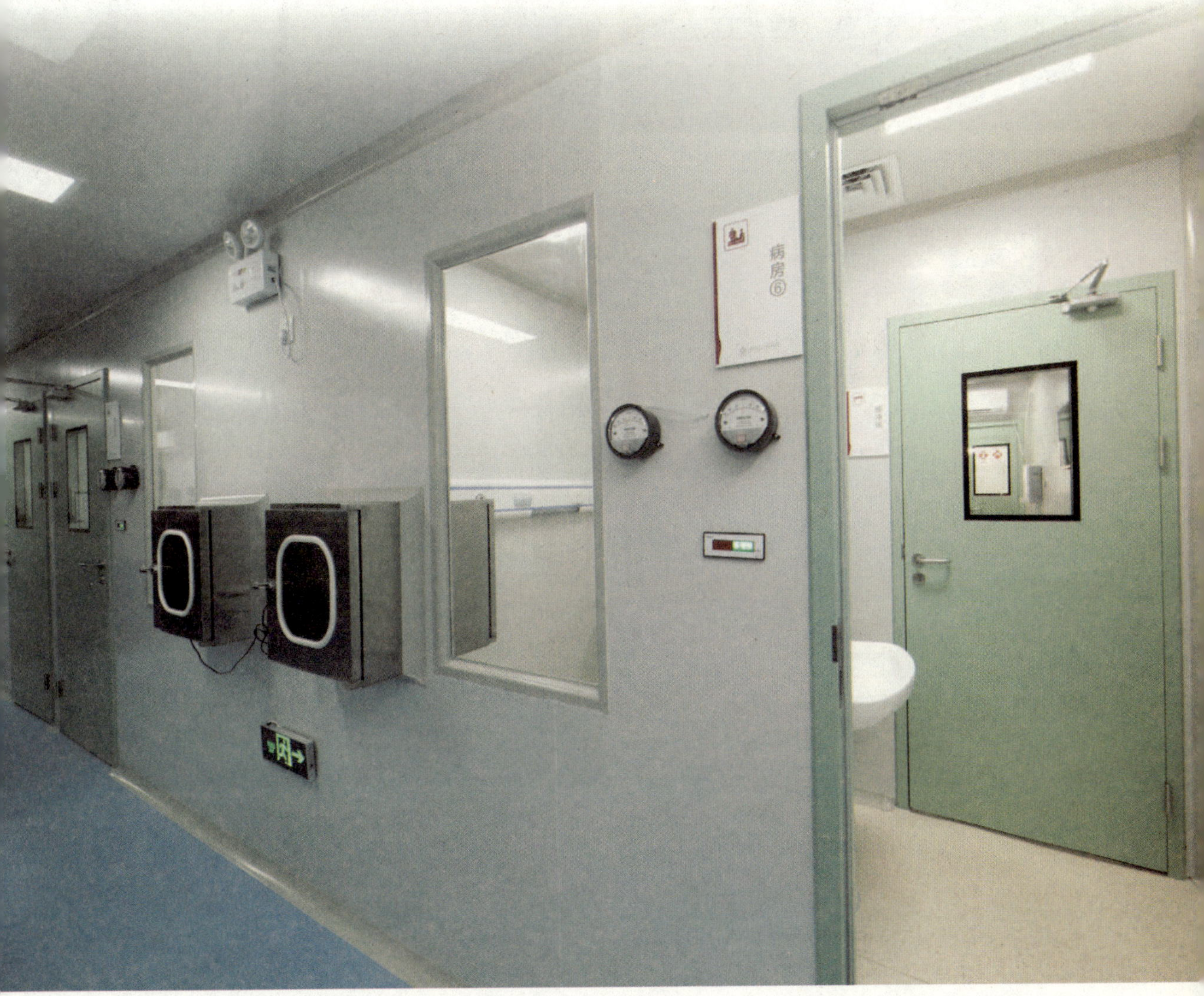

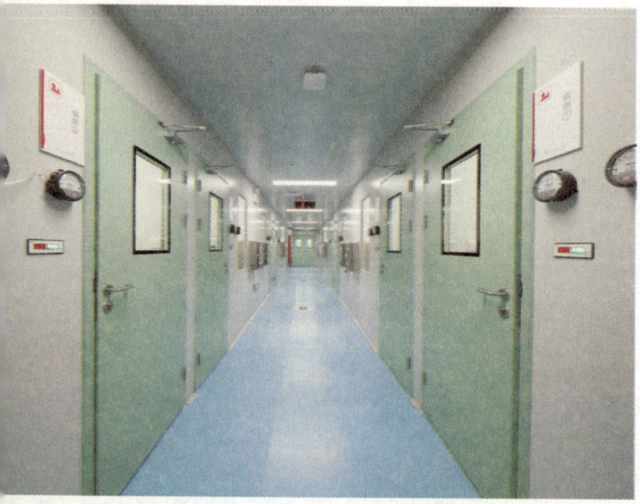

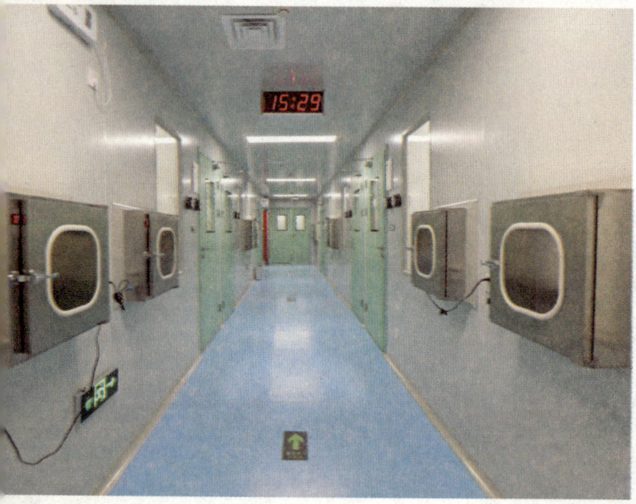
15:29

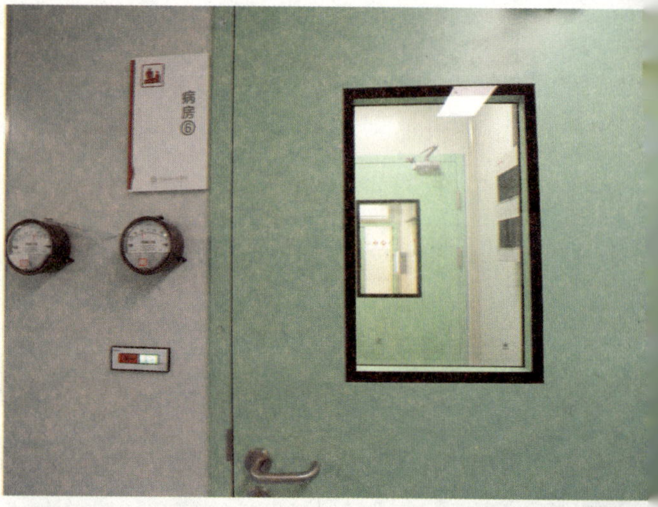
病房⑥

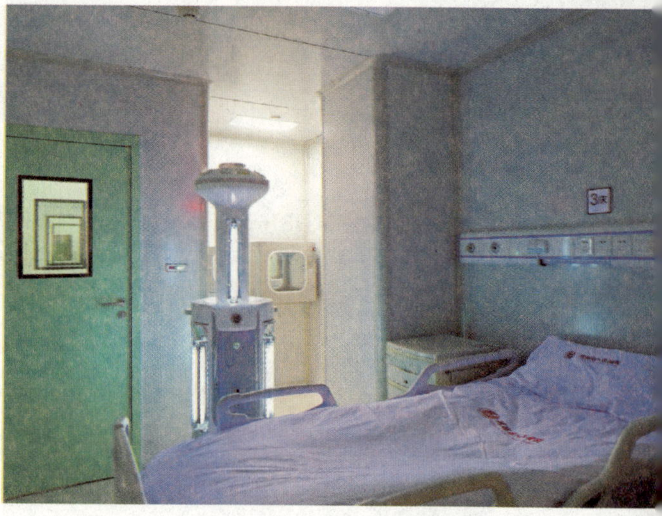

公共卫生医学中心和新冠楼不仅保障了新冠肺炎危重症患者救治条件到位，而且有效保障了医务人员的安全防护，实现了“医务人员零感染、确诊患者零死亡”的目标。

一、核心防控措施

（1）医务人员应时刻严格执行标准预防。

（2）熟知本科室、本岗位新型冠状病毒肺炎预防与控制相关工作流程；掌握常见防护用品的使用原则、穿脱方法和流程并能熟练操作，确保个人防护到位。

（3）对于疑似患者确诊后应主动、及时告知本科室负责人并上报医院，做到早发现、早报告、早隔离、早诊断、早治疗、早控制。

（4）科室应当合理调配人力资源和安排班次，医务人员应注意合理作息，保证营养膳食，避免过度劳累。

（5）非留观室、非隔离病室、非重症监护病房医务人员与留观室、隔离病室、重症监护病房医务人员进行交流时，尽量通过对讲、电话、视频等非直接接触的方式。若由于会诊等确需进入隔离病房的，应严格按照医务人员进出和防护用品穿脱相关流程及要求执行。

（6）避免出现医务人员聚集，晨交班、会诊时应尽量限制人数，减少非必要人员参加。

（7）各病区设立防护监督员，在每个潜在污染区、污染区出口设置检查点，并配备一名防护监督员，对医务人员穿脱防护用品情况给予监督、指导和帮助。

（8）严禁将一切个人用品带入诊疗区域内；除吃饭、喝水等情况外，均佩戴口罩。

（9）尽量避免集体就餐，避免聚在一起聊天，宜分批次就餐。

二、医务人员防护措施

根据不同工作区域、不同岗位的工作特点，评估各区域、各岗位接触新冠肺炎确诊或疑似患者的可能性及其暴露风险，并将暴露风险进行分级，即低风险、中风险、高风险和极高风险。需要注意的是，有的岗位的暴露风险可能位于两级风险之间，也有部分岗位因工作特点需要特别加强某一方面的防护，医务人员需根据暴露风险高低，灵活调整，正确使用防护用品，严格落实各项防护措施。

（一）防护级别及要求

疫情期间，医务人员防护依据标准预防的原则，并根据新型冠状病毒传播途径采取飞沫隔离和接触隔离措施，必要时采取空气隔离措施。

1.标准预防

标准预防，即针对医院所有患者和医务人员采取的一组预防感染措施。具体包括手卫生，根据预期可能发生的暴露风险选用防护服、口罩、手套、护目镜、防护面屏、安全注射、被动和主动免疫及环境清洁等。

标准预防基于患者的血液、体液、分泌物（不包括汗液）、非完整皮肤和黏膜均可能含有感染性因子的原则。

2.额外预防

在标准预防措施的基础上，针对特定情况的暴露风险和传播途径所采取的补充和额外的预防措施，如呼吸道隔离、消化道隔离、血液体液隔离、咳嗽礼仪等措施。

额外预防的理念是在标准预防的基础上，结合医务人员操作中可能暴露的风险强度和情形，从安全需求的角度而提出的一种防护方法。

（1）基本防护：①每个医务人员必须遵守的基本措施；②遵循标准预防的理念；③防护配备医用口罩、工作服、工作鞋、工作帽；④严格执行手卫生；⑤防护对象：诊疗工作中所有医务人员（无论是否有传染病流行）。

（2）加强防护：①严格遵守标准预防的原则；②在基本防护的基础上，根据感染暴露的风险加强防护措施；③防护配备医用手套、医用外科口罩、医用防护口罩、护目镜、防护面屏、防护服、隔离服、鞋套和靴套等；④严格执行手卫生；⑤防护对象：可能接触患者血液、体液以及可能接触被患者血液、体液污染的物品或环境表面的医、药、护、技、工勤等人员，进入传染病区域、留观室、病区的医务人员（传染病流行期），转运传染病患者的医务人员、实验室的技术人员和其他辅助人员、工勤人员或司机等。

（3）严密防护：①严格遵守标准预防的原则；②由于感染风险特别严重，在加强防护的基础上，额外增加更为严密的措施；③在加强防护的基础上，增加使用全面型防护器等有效防护用品；④严格执行手卫生；⑤防护对象：为甲类传染病、新发再发传染病或原因不明的传染病患者进行如气管切开、气管插管、吸痰等有创操作时，为传染病患者进行尸检时。

（二）个人防护用品使用要求

1.医用外科口罩

预检分诊、发热门诊及全院诊疗区域应当使用，需正确佩戴。污染或潮湿时随时更换。

2.医用防护口罩

原则上在发热门诊、隔离留观病区（房）、隔离病区（房）和隔离重症监护病区（房）等区域，以及进行采集呼吸道标本、气管插管、气管切开、无创通气、吸痰等可能产生气溶胶的操作时使用。一般4小时更换，污染或潮湿时随时更换。其他区域和在其他区域的诊疗操作，原则上不使用。

3.乳胶检查手套

在预检分诊、发热门诊、隔离留观病区（房）、隔离病区（房）和隔离重症监护病区（房）等区域使用，但需正确穿戴和脱摘，注意及时更换手套。禁止戴手套离开诊疗区域。戴手套不能取代手卫生。

4.速干手消毒剂

医务人员诊疗操作过程中，手部未见明显污染物时使用，全院均应当使用。预检分诊、发热门诊、隔离留观病区（房）、隔离病区（房）和隔离重症监护病区（房）必须配备使用。

5.护目镜

在隔离留观病区（房）、隔离病区（房）和隔离重症监护病区（房）等区域，以及进行采集呼吸道标本、气管插管、气管切开、无创通气、吸痰等可能出现血液、体液和分泌物等喷溅的操作时使用。禁止戴着护目镜离开上述区域。如护目镜为可重复使用的，使用后应当消毒方可再用。其他区域和在其他区域的诊疗操作，原则上不使用护目镜。

6.防护面罩/防护面屏

诊疗操作中可能发生血液、体液和分泌物等喷溅时使用。如为可重复使用的，使用后应当消毒方可再用；如为一次性使用的，不得重复使用。护目镜和防护面罩/防护面屏不需要同时使用。禁止戴着防护面罩/防护面屏离开诊疗区域。

7.隔离衣

预检分诊、发热门诊使用普通隔离衣，隔离留观病区（房）、隔离病区（房）和隔离重症监护病区（房）使用防渗一次性隔离衣，其他科室或区域根据是否需要接触患者决定是否使用。一次性隔离衣不得重复使用。如使用可复用的隔离衣，使用后按规定消毒后方可再用。禁止穿着隔离衣离开上述区域。

8.防护服

隔离留观病区（房）、隔离病区（房）和隔离重症监护病区（房）使用。防护服不得重复使用。禁止戴着医用防护口罩和穿着防护服离开上述区域。其他区域和在其他区域的诊疗操作，原则上不使用防护服。

（三）其他要求

1.针对性开展人员培训

医院依据不同岗位需求，制定针对不同人员的培训内容，尤其是对在重症监护室进行气管切开、气管插管、做气管镜等高风险操作的人员重点培训，使其掌握新型冠状病毒感染的防控知识、方法和技能。

2.统一调配防护物资

由医院根据岗位风险，按岗按时发放相应的防护物资，减少不必要的浪费。临床一线医务人员应根据操作风险选择适当的防护用品，避免防护过度或防护不当。

3.关注医务人员身心健康

合理调配人力资源和安排班次，避免医务人员过度劳累。保证膳食营养，增强医务人员免疫力。针对岗位特点和风险评估结果，开展主动健康监测，包括体温和呼吸系统症状等。根据需要适时开展心理干预。

三、患者管理

（1）确诊或疑似新冠肺炎患者及时进行隔离，并按照指定规范路线由专人引导进入隔离区。相同病原体感染确诊患者可多人间，床间距>1m。疑似患者应单间隔离。

（2）患者进入留观、隔离、重症监护室前应更换患者服，个人物品及换下的衣物集中消毒处理后，存放于指定地点由病区专人统一保管。

（3）为患者发放口罩，指导患者正确规范佩戴口罩，正确实施咳嗽礼仪，正确实施手卫生。

（4）严格探视制度，不设陪护，原则上不探视。如确需探视，严格按照穿脱防护用品流程，指导探视人员进行个人防护。

（5）对被隔离的患者，原则上其活动限制在隔离病房内，减少患者的移动和转换病房，若确需离开病房或者隔离病区，如检查、手术等外出时应当采取相应措施，如佩戴医用外科口罩，防止患者对其他患者和环境造成污染。

（6）加强患者营养支持，提高患者免疫力。

（7）确诊或疑似新冠肺炎患者出院、转院时，应当更换干净衣服后方可离开，按WS/T 367—2012《医疗机构消毒技术规范》对其接触环境进行终末消毒。

（8）确诊或疑似新冠肺炎患者死亡的，应对尸体及时进行处理。患者死亡后，要尽量减少尸体移动和搬运，应由经培训的工作人员在严密防护下及时进行处理。用含有效氯3 000～5 000mg/L的含氯消毒剂或0.5%过氧乙酸棉球或纱布填塞患者口、鼻、耳、肛门、气管切开处等所有开放通道或创口；用浸有消毒液的双层布单包裹尸体，装入双层尸体袋中，由民政部门派专用车辆直接送至指定地点尽快火化。

四、诊疗用品的使用与管理

疫情防控期间，公共卫生医学中心应尽量选用一次性使用物品，一人一用一废弃。非一次性使用的止血带、体温表、血压计、听诊器等相对固定使用，用后用含酒精或含氯消毒湿巾清洁消毒，或使用75%酒精浸泡30分钟消毒，或使用含有效氯500mg/L的含氯消毒剂擦拭消毒。

重复使用的诊疗器械、器具及物品按照消毒供应中心要求进行消毒，被确诊或疑似新冠肺炎患者污染的诊疗器械、器具和物品，应先去除明显污染物，再用含有效氯2 000mg/L的含氯消毒剂浸泡消毒30分钟，在流动水下去除消毒剂后，置于封闭容器内，并在容器外标注“新冠”标识，交由消毒供应中心单独回收处理。

五、环境、物体表面的清洁与消毒

留观、隔离、重症监护病房患者转院、出院、死亡后彻底进行终末消毒。

1.空气消毒

按照WS/T 368—2012《医院空气净化管理规范》的要求，选用紫外线灯照射消毒、循环风紫外线空气消毒器或静电吸附式空气消毒器或其他获得消毒产品卫生许可批件的空气消毒器进行空气消毒；或使用过氧乙酸、二氧化氯、过氧化氢等空气消毒剂，采用超低容量喷雾法对空气进行化学消毒。

2.环境物体表面消毒

诊疗设施设备表面以及床围栏、床头柜、家具、门把手、家居用品等有肉眼可见污染物时，应先完全清除污染物再消毒。无肉眼可见污染物时，用含有效氯1 000mg/L 的含氯消毒剂或 500mg/L 的二氧化氯消毒剂进行喷洒、擦拭或浸泡消毒，作用 30 分钟后，再用清水擦拭干净。

3.衣服、被褥等织物消毒

患者使用过的衣服、被褥、床单、被罩等织物宜在床旁收集，收集时应避免抖动、清点，防止气溶胶的产生，收集时应直接置于橘红色印有“感染性织物”标识的专用水溶性包装袋内，专用水溶性包装袋的装载量不应超过包装袋的三分之二，且应在洗涤、消毒前持续保持密封状态。

4.地面、墙壁

有肉眼可见污染物时，应先完全清除污染物再消毒。无肉眼可见污染物时，可用含有效氯1 000mg/L的含氯消毒剂或500mg/L的二氧化氯消毒剂擦拭或喷洒消毒。地面消毒先由外向内喷洒一次，喷药量为100～300mL/m^2，待室内消毒完毕后，再由内向外重复喷洒一次。消毒作用时间应不少于30分钟。

5.污染物（患者血液、分泌物、呕吐物和排泄物）消毒

少量污染物可用一次性吸水材料（如纱布、抹布等）沾取含有效氯5 000～10 000mg/L的含氯消毒剂（或能达到高水平消毒的消毒湿巾、干巾）小心移除。大量污染物应使用含吸水成分的消毒粉或漂白粉完全覆盖，或用一次性吸水材料完全覆盖后用足量的含有效氯5 000～10 000mg/L的含氯消毒液浇在吸水材料上，作用30分钟以上（或用能达到高水平消毒的消毒干巾完全覆盖），小心清除干净。

清除过程中应避免接触污染物，清理的污染物及使用后的一次性工具需按医疗废物集中处置。患者的分泌物、呕吐物、排泄物量比较多时，应使用专门的容器收集，用含有效氯20 000 mg/L的含氯消毒剂，按物、药比例1：2浸泡消毒2小时。清除污染物后，应对污染的环境物体表面进行消毒。盛放污染物的容器可用含有效氯5 000mg/L 的消毒剂溶液浸泡消毒30 分钟，然后用清水擦拭干净。

六、病历的保管、交接、储存和消毒

1.病历的保管

新冠肺炎患者的病历资料极为重要，因此临床科室要保证新冠肺炎患者病历资料的完整性，避免遗失和丢失，要做好特殊病历的登记并由专人集中管理。而鉴于新型冠状病毒存在接触传播的可能，临床科室特别是隔离病区送出的病历很可能存在病毒污染，因此病房应设置专门区域保管纸质病历，并定期消毒，封袋密封保存。除了涉及病人签字、授权和未纳入电子病历系统的特殊检查报告（以下简称一类纸质病历）外，其余电子病历尽量避免在污染区域打印，应在指定清洁区域打印或统一在病案科终端打印。

2.病历的交接

临床工作人员在送交病历前应对病历进行消毒处理，封袋密封，然后由专人按规定统一送往病案科。病案科设置专人负责接收病历，交接人员登记核对病历份数并签字。病案科收到的病历拆袋后统一消毒，然后再扫描条形码进行逐份签收归档。对新冠肺炎患者的病历，要加以区分并单独放置。在交接病历时，病历移交人员和病历回收人员应佩戴好一次性帽子、口罩和乳胶手套等防护用品，做好自身防护，避免院内交叉感染。

3.病历的存储

病历的存储也分为纸质病历存储和数字化病历存储。医院结合现状，对质控后的一类纸质病历或完整纸质病历进行数字化处理，如翻拍、扫描缩微等，形成数字化病案，提供科研检索和病案复印等服务。完成数字化处理的纸质病历则按照既有流程上架或者装箱存储。对于新冠肺炎患者的病历，应集中放置，避免与普通病历混放，最好专柜专室存储。病历存储场所应保证通风干燥，并定时进行消毒。

4.病历的消毒

方法一，高温消毒。可使用专用消毒柜对病历统一消毒。温度要高于56℃，时间30分钟以上。同时需要注意纸张的平铺和燃点。方法二，紫外线消毒。将纸张各面均匀平铺在紫外线照射消毒的有效范围内（使用紫外线灯直接照射消毒时人不得在室内），纸张各面充分暴露，并保证照射时间，紫外线灯管每日用75%的医用酒精擦拭。鉴于病历纸张多，分摊病历纸张工作量大且烦琐，紫外线照射难以保证照射充分，因此紫外线消毒不为病历集中消毒的推荐方案。建议病区和病案科使用专用消毒柜对纸质病历进行集中消毒。

七、医疗废物处置

留观、隔离、重症监护病房产生的废弃物，包括医疗废物和生活垃圾，均应按照医疗废物进行分类收集，鹅颈式封扎专用包装袋，潜在污染区和污染区产生的医疗废物，在离开其所在区域前应在其外面加套一层医疗废物专用包装袋，再次进行鹅颈式封扎，并在其外面粘贴“新冠”专用标识。封扎好医疗废物专用包装袋后，使用专用容器经专用通道密闭运送至指定区域。工作人员需在当次转运工作结束后，对可能被医疗废物污染的区域、通道进行清洁消毒，如采用含有效氯1 000mg/L的含氯消毒剂作用30分钟后，再用清水擦拭干净。

第九章

服务人性关怀

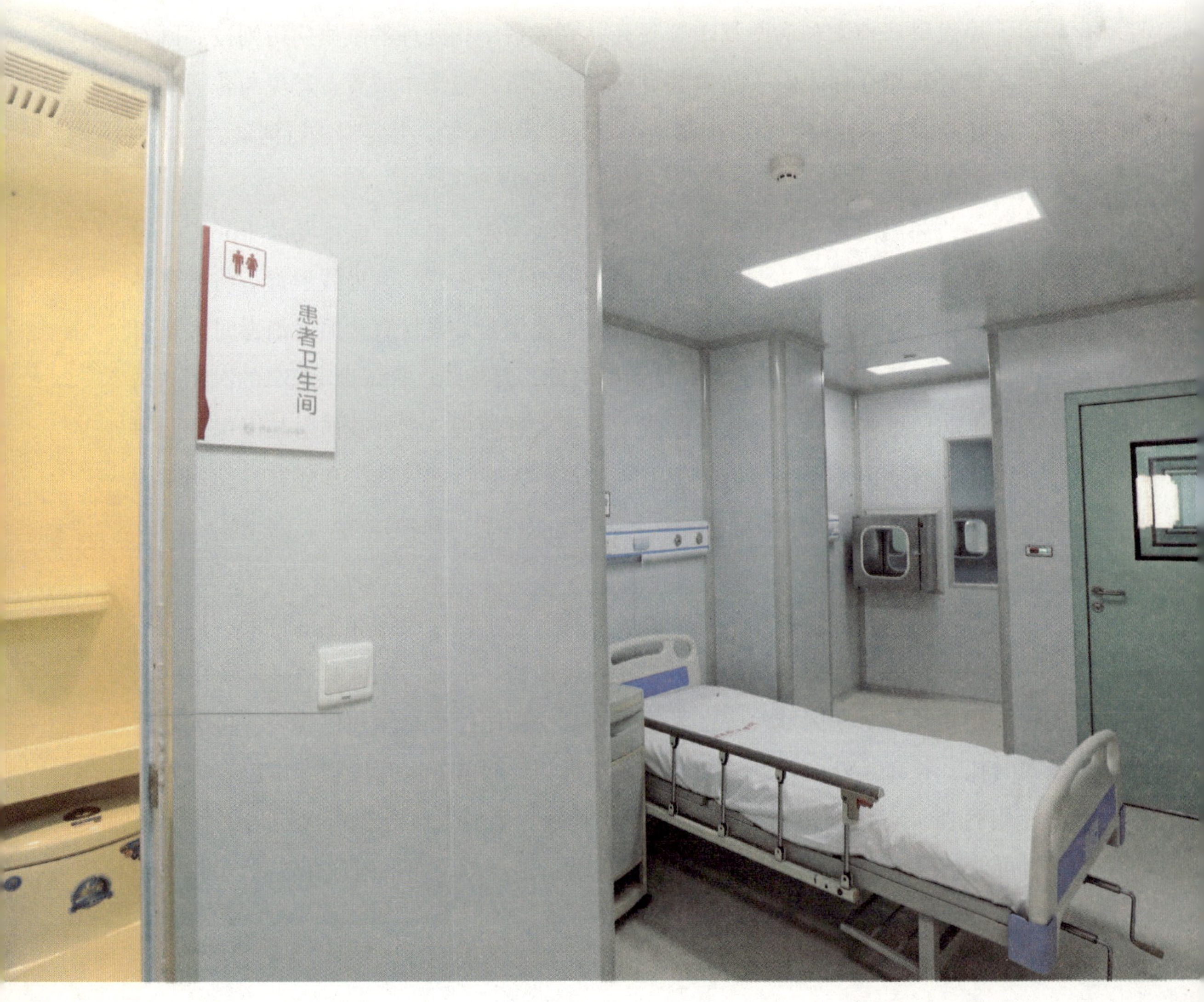

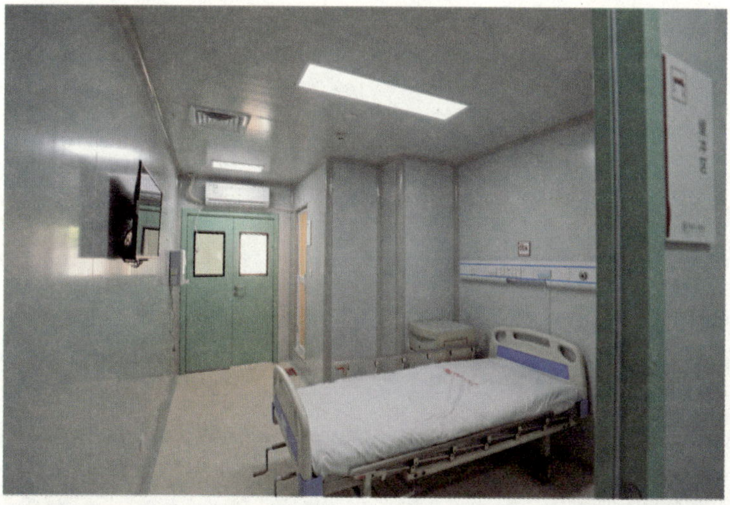

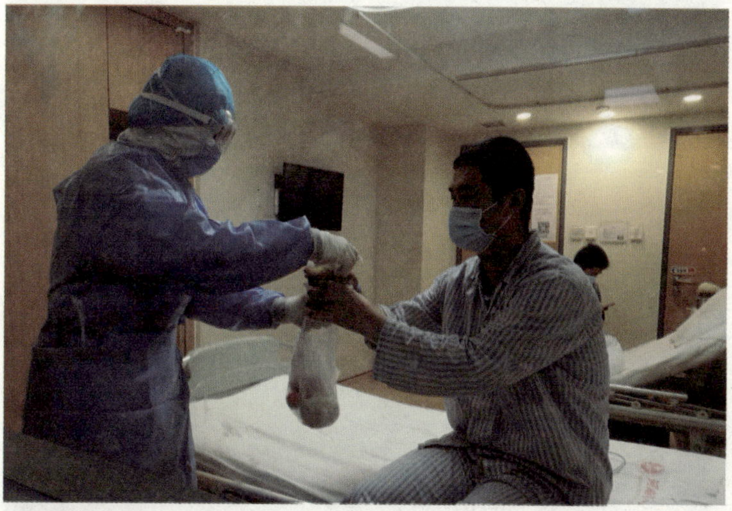

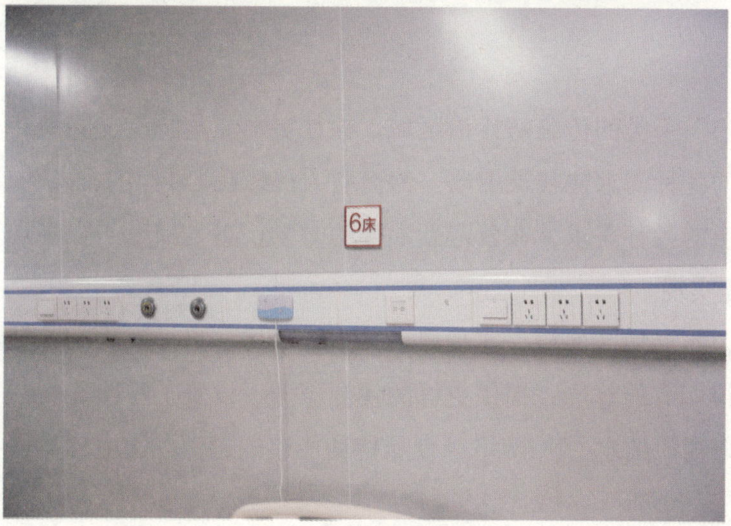

新春佳节之际，疫情突然袭来，不仅对人民群众的身心健康造成巨大威胁，而且对医务人员的工作开展也是一个巨大的、极富冲击力的挑战。

为改善患者生活条件、疏导其心理负担，河南省人民医院在原有基础之上，进一步加强基础建设，加大人员配属，开展心理疏导，采取个性护理，让隔离人员、确诊患者获得“宾至如归”的服务质量和“亲如一家”的体贴关怀，来院观察、诊治人员不分老幼，均能得到细致入微的照料，为隔离、诊疗工作的开展提供了强大支撑。

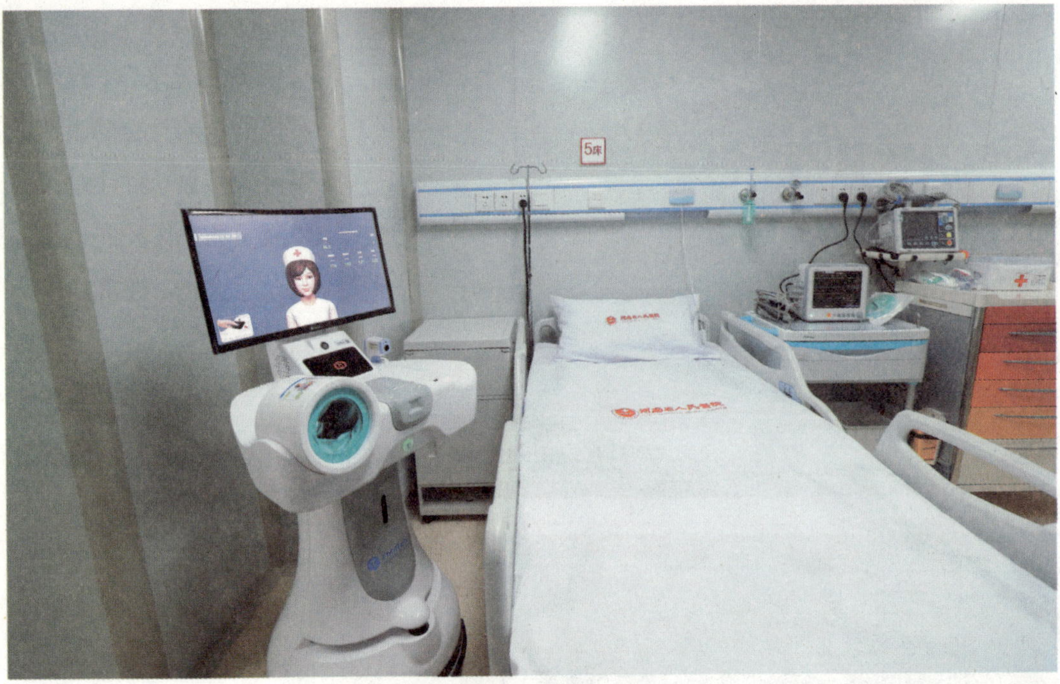

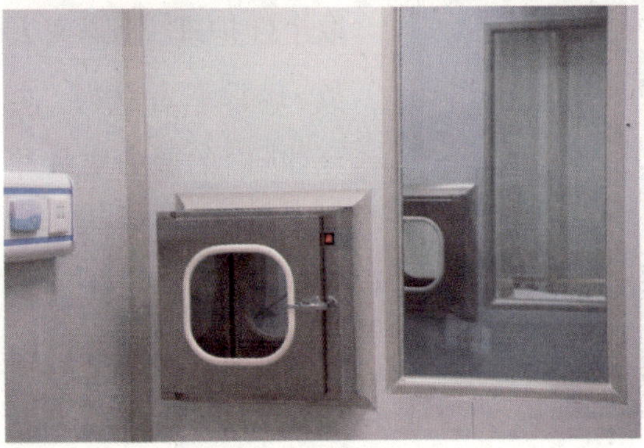

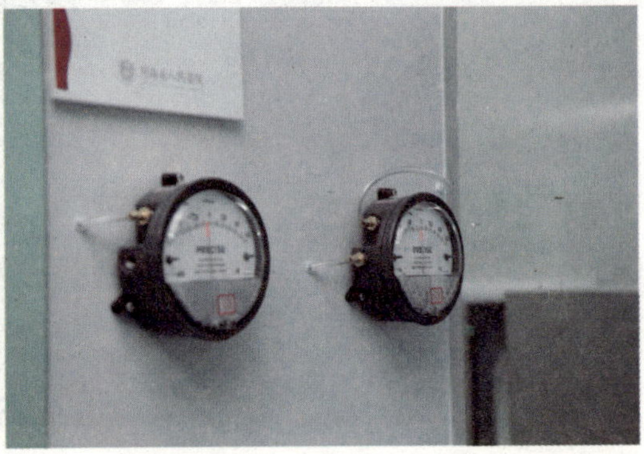

一、加强基础建设

类似于“公共卫生中心”一类的传染病诊治区域，往往更加注重防疫、隔离、污染等功能性建设，患者的各种需求往往被忽略。河南省人民医院公共卫生医学中心在建设之初就考虑了病患的各种需求，在营建新冠楼的时候，更是加入了很多现代化、信息化的设计和功能实现。

提供更好的生活空间，扩展病区面积，实现患者一人一病房、单设卫生间，让病患有更高的私密性，获得应有的尊严；提供更好的便捷服务，设置了呼叫、视频对讲探视、机器人消毒、电视、纯水、5G网络、食品物品传递配送、专用电梯等服务系统。

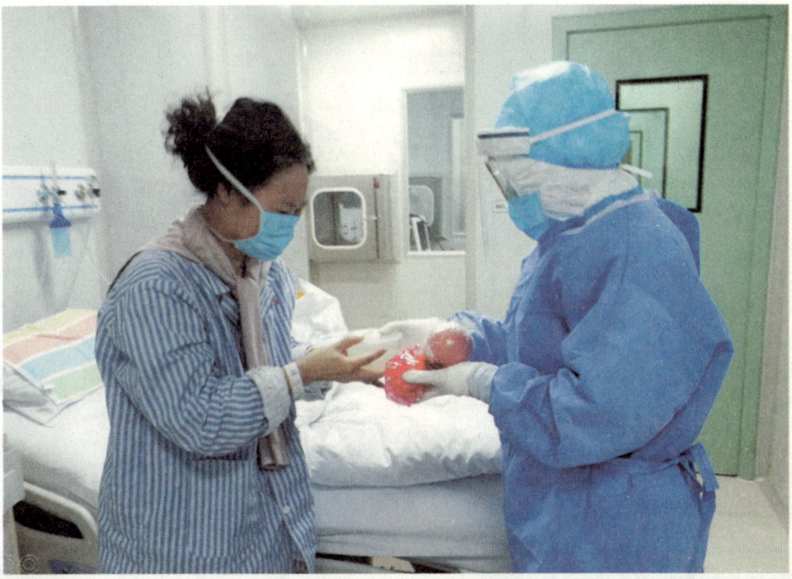

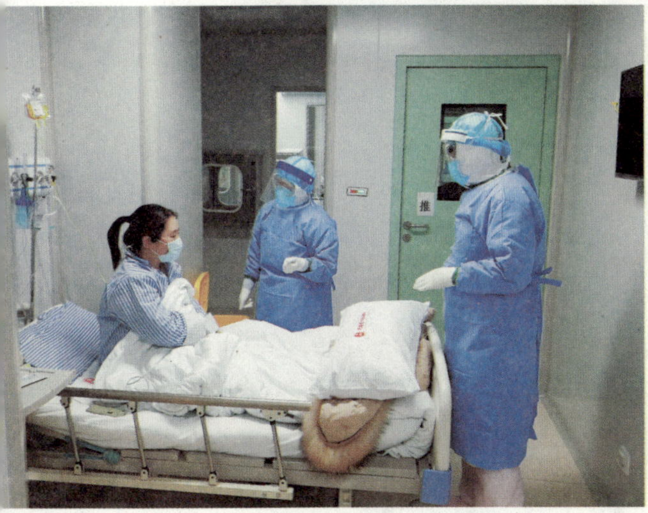

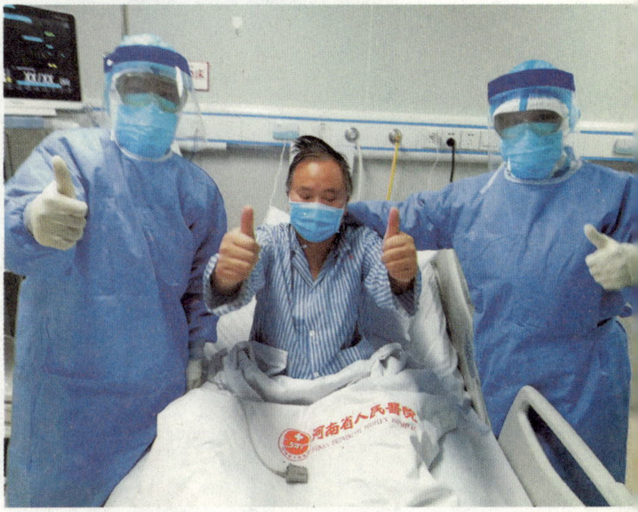

二、加大人员配属

面对病毒肆虐的疫情和国内严峻紧张的形势，为解决紧急疫情下公共卫生医学中心人手不足的问题，自2020年1月23日起，河南省人民医院从应急人才库中抽调出与疫情相关专业的护理管理人员36人和临床骨干护士360人组成若干梯队，经严格培训后按需进驻急诊科、东西门诊预检分诊、公共卫生医学中心和新冠楼。

在这场没有硝烟的战争中，医务人员义无反顾、逆行而上，用生命和信念筑起了一道道抵御病魔、护卫人民生命健康的钢铁长城。

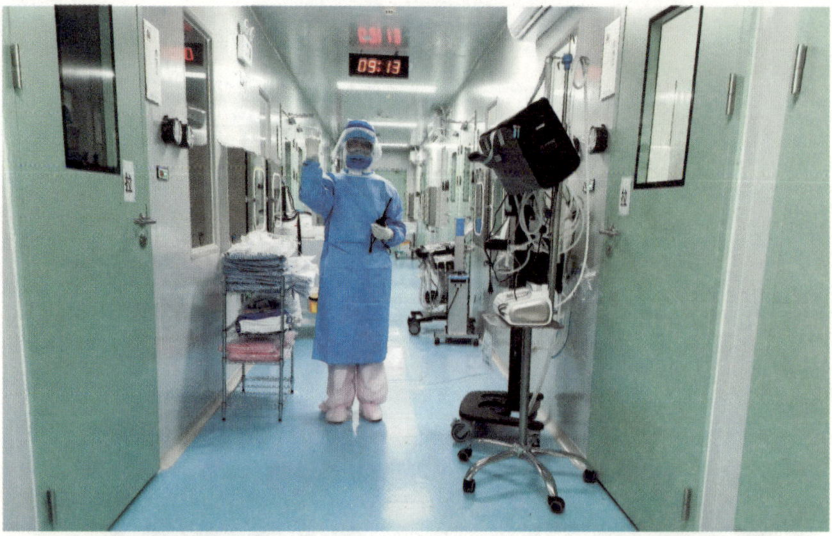
09:13

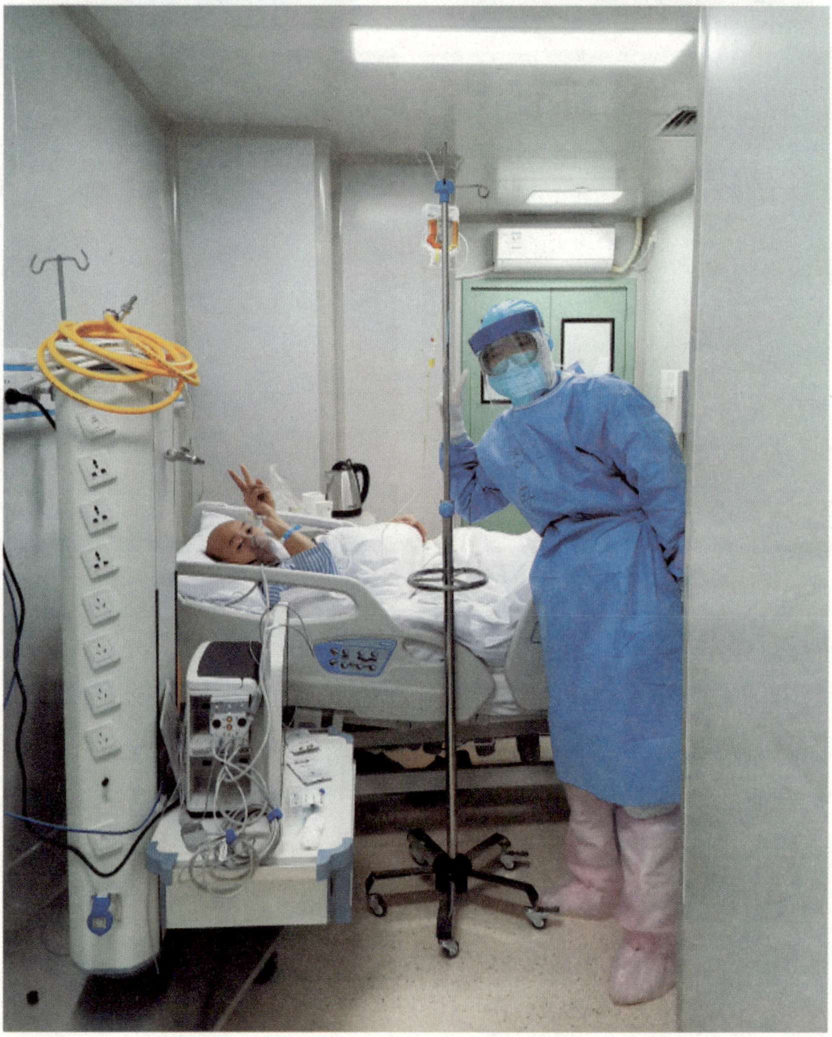

三、开展心理疏导

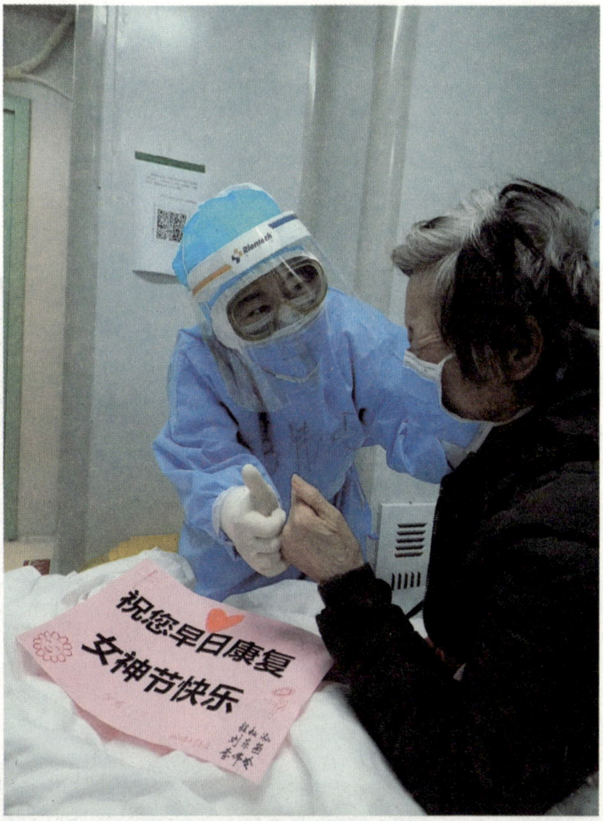

疫情伊始，无论是留院观察人员、确诊患者还是医务人员，都会产生不同程度的焦虑、恐惧、自责、担忧等心理问题，会在一定程度上影响疫情防控工作的开展。为此，河南省人民医院从医、患两个方向，同时展开心理疏导，进一步助力了抗疫工作的有效进行。

来院观察的病人和确诊患者，有的会情绪失落、独自哭泣，有的会心生担忧、焦灼难耐，有的会愤怒暴躁、失控，甚至会有人意志坍塌、茶饭不进。护理人员一直陪伴在他们身旁，治疗之余对他们进行心理护理，帮助他们树立起战胜疾病的信心。在隔离病房，为消除患者的绝望和焦虑情绪，某护士长冒着被感染的风险，顶着巨大的心理压力，一遍遍、一趟趟地跟患者“闲聊”，倾听、安慰、陪伴、鼓励，真心换真情，在她的不懈努力下，患者积极配合医生治疗，脸上挂满了坚毅的笑容。

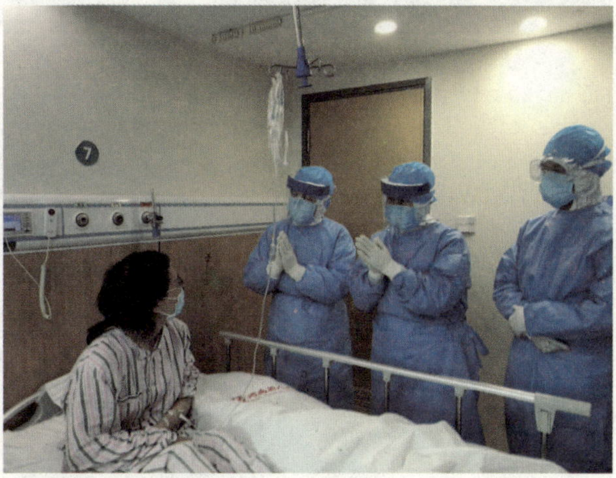

另一边，某护士长带领大家给一线人员做心理测评，亲自与全体接受医学观察人员电话沟通做公休座谈；建立隔离留观人员“抗疫心灵驿站”微信群，实时提供生活和心理帮助；带领团队在病房各个角落摆放手工纸花、激励标语，消除长期隔离可能造成的人员心理应激障碍。

铭记瞬间

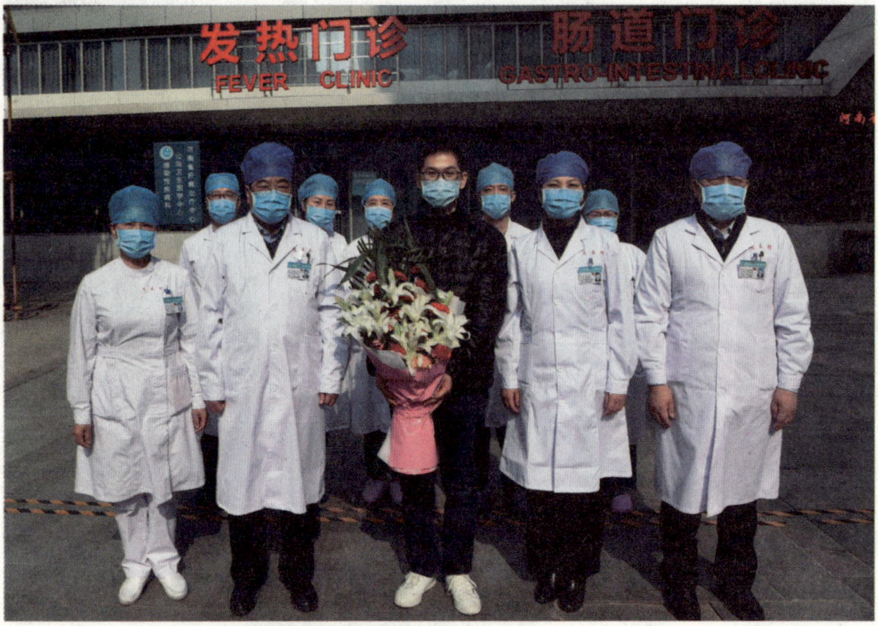
发热门诊
FEVER CLINIC
肠道门诊
GASTRO-INTESTINAL CLINIC

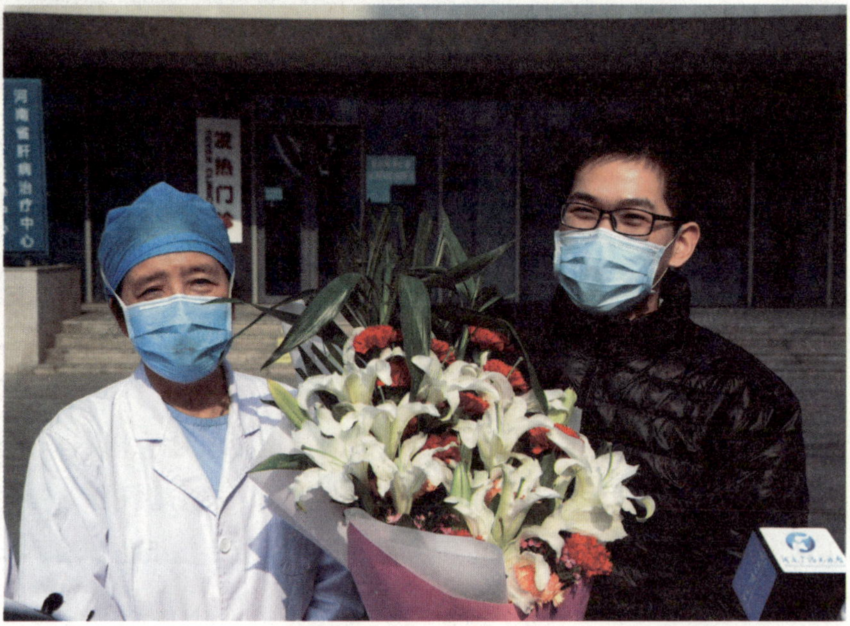
河南省肝病治疗中心

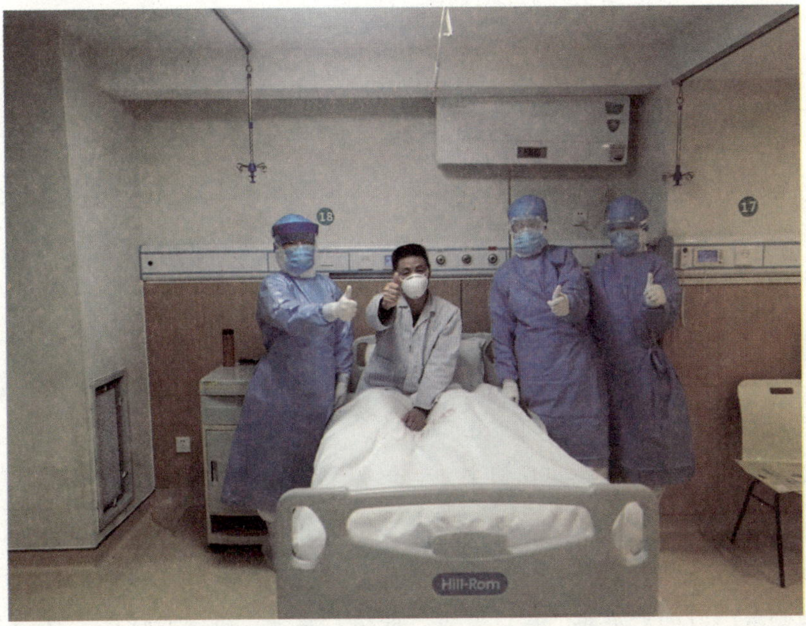
18
17
Hill-Rom

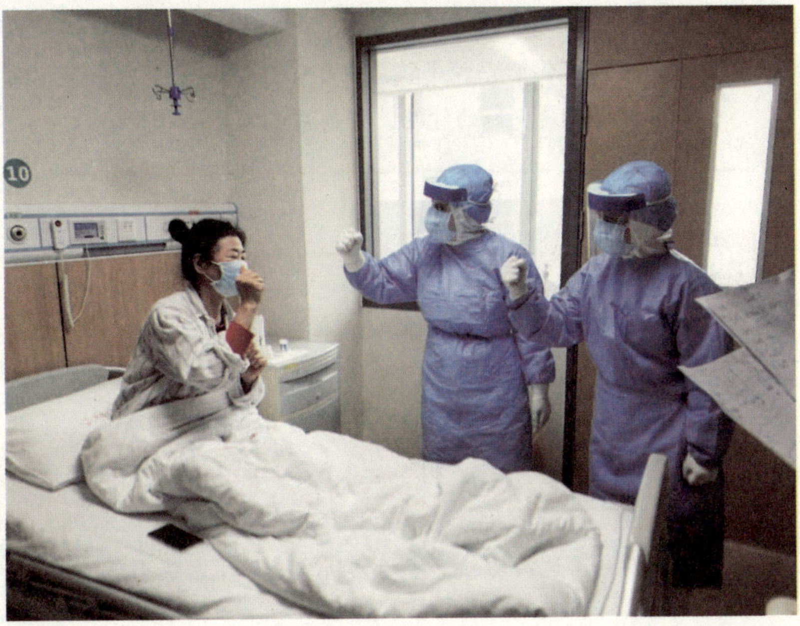
10

四、采取个性护理

在抗疫一线，有这样一群姑娘：她们大都是90后，既是一群漂亮的美小护，也是爸爸妈妈眼中骄傲的小公主，她们是妻子、是妈妈、是女儿，她们舍小家、顾大家。病毒面前，她们是斗士，夜以继日、昼夜不息地同病魔厮杀，与生命赛跑，和死神抗争！病人面前，她们有爱心，敬业认真、专业高效，即使身体不适、满身疲惫地坚守在“一线阵地”，也不忘用自己的真情温暖他人。

案例1

患者，女，32岁，乘坐西双版纳至昆明的航班时被感染。查房时发现她愁容满面、闷闷不乐，患者主诉稍微活动就胸闷气短，当日检验科报危急值活化部分凝血酶原时间161s（正常值28~43.5s），患者右侧股静脉透析管置入处大量渗血，护士时畅耐心细致地给予换药。换一次药需半小时的时间，时畅穿着厚厚的防护服，额头浸着汗珠。换药后右侧股静脉透析管置入处渗血量较之前明显减少，患者竖起了大拇指，连目光中也比之前多了些赞许，但仍旧不愿意多说话，感觉自己被嫌弃、被抛弃。我们主动和她聊天，鼓励她说出担心和顾虑，她说她最担心的就是2岁的女儿会被自己传染上。我们告诉她不是所有人都会被传染上，每个人的免疫力不同，孩子正在观察，一切都还平稳，让她放宽心，有消息我们会第一时间告诉她。通过倾听、共情、陪伴，患者的心理压力得到有效缓解，病情一天天好转，脸上的笑容也慢慢多了起来。第三次复查CT时，她说：“护士，不用麻烦你们陪检了，我自己没问题，这些天非常感谢你们。如果没有你们，我早就没命了，是你们给了我第二次生命。”患者的康复和认可是世间最美好的礼物，任何东西都无法取代。

案例2

一位来自驻马店的年轻人，在武汉海鲜城做生意，因过年返乡，一家老小都被感染了。他精神颓废，懊悔自己把病毒传染给了家人，责怪自己是罪魁祸首。查房时我们重点对他进行心理疏导，通过倾听、交流，让他说出疑虑和想法，当我们告诉他“许多患者都有家庭聚集性发病的经历，已经有十几位患者治愈出院”时，他紧锁的双眉才微微舒展，之后他积极配合治疗，逐渐从床上活动过渡到床边活动、下床活动，久违的笑容也出现在了他的脸上。

第三篇

支撑保障

结合疫情防控常态化工作要求，河南省人民医院进一步扩增医疗服务，提升支撑保障能力，满足人民群众日益增长的健康需求。

第十章

科学规划

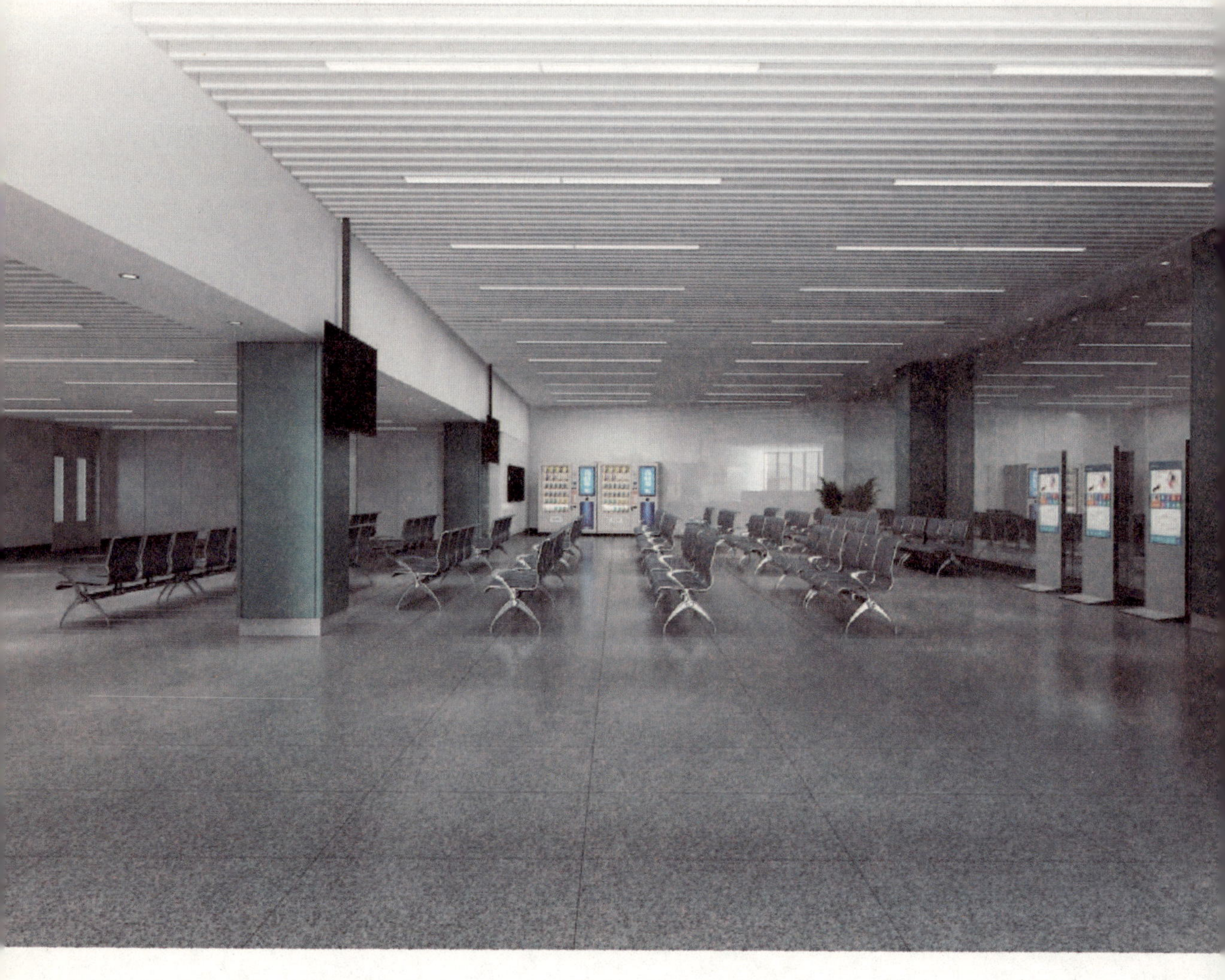

改革开放以来，河南省医疗卫生改革迈出新步伐，预防保健工作不断加强，城市医疗事业有了较快发展，农村医疗卫生条件进一步改善，医德医风和卫生法制建设得到加强，广大医务工作者为保障人民健康做出了积极贡献。医疗卫生和预防保健事业的发展，促进了经济建设和社会发展，为河南省的改革开放和社会主义现代化建设提供了良好的保障。但是，从总体上看，河南省的卫生事业发展程度与改革开放和经济建设水平还不完全适应，卫生事业基础投入仍然不足，扶持政策措施亟待进一步落实。而项目建设对于进一步加快卫生事业的改革与发展，提高全省人民健康素质，促进社会经济发展和构建和谐社会意义重大。

科学合理地规划医院建设及有效的医院应急管理对于控制传染病暴发等重大突发公共卫生事件具有十分重要的作用。为了有效预防、及时控制和消除突发传染病的危害，保障医务工作人员、住院患者及广大人民群众身体健康与生命安全,维护医疗秩序和社会稳定，在结合医疗、救护工作特点和医院实际工作的基础上，河南省人民医院在2号病房楼以北、黄河路以南，正在建设总建筑面积达3 000余m^2的地下两层高端医技用房。这也是河南省人民医院地下空间综合开发项目之一。

该项目主要包括地下连廊和医疗区两部分。其中地下连廊近600m^2，用于连通郑州市轨道交通5号线至2号病房楼负一楼，从地铁出站后，可直接从地铁站台经由该地下连廊通行至2号病房楼，进而实现与全院区的互联互通，从而优化附近区域交通路线。医疗区2 300余m^2，主要供超声科与放射科使用。随着医疗卫生事业不断发展，我院医技用房面积严重不足，其中超声科与放射科用房最为短缺，就医高峰时期超声等检查设备的预约周期达3个工作日以上。为进一步改善患者就诊体验，增加医技检查力量及配备，减少患者等待时间，医院专门规划设置了该医技诊疗区域，共设置25间超声诊室和3台CT机房同时运转，预计将大大缩短患者预约周期。

此外，该项目作为河南省人民医院的平战结合医技服务中心，平时为感染性疾病诊疗优先提供医学检查检测服务，提高诊疗效率，优化医疗流程；突发公共卫生事件时转为公共卫生医学中心专用的辅助医技用房，为突发公共卫生事件的迅速处置提供条件，在重大传染病疫情中亦可减少医学检查、检验带来的感染风险。

综合开发地下空间

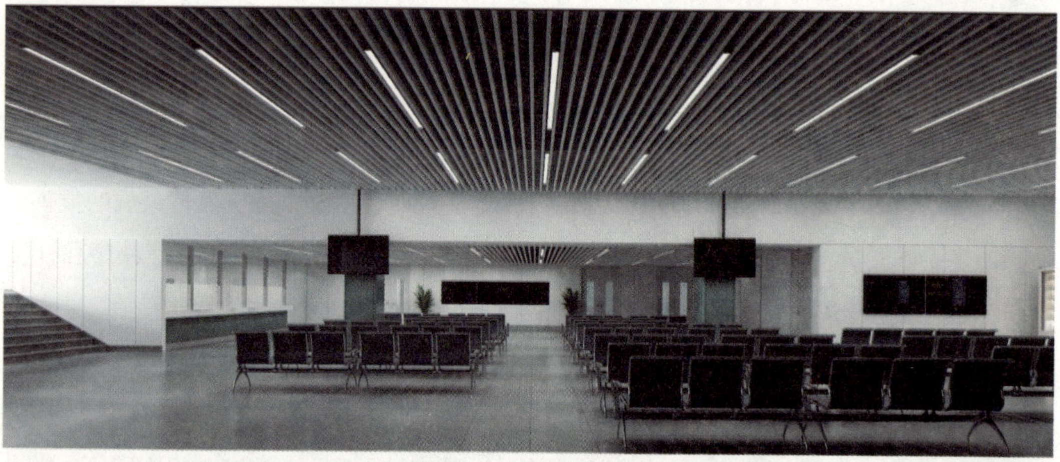

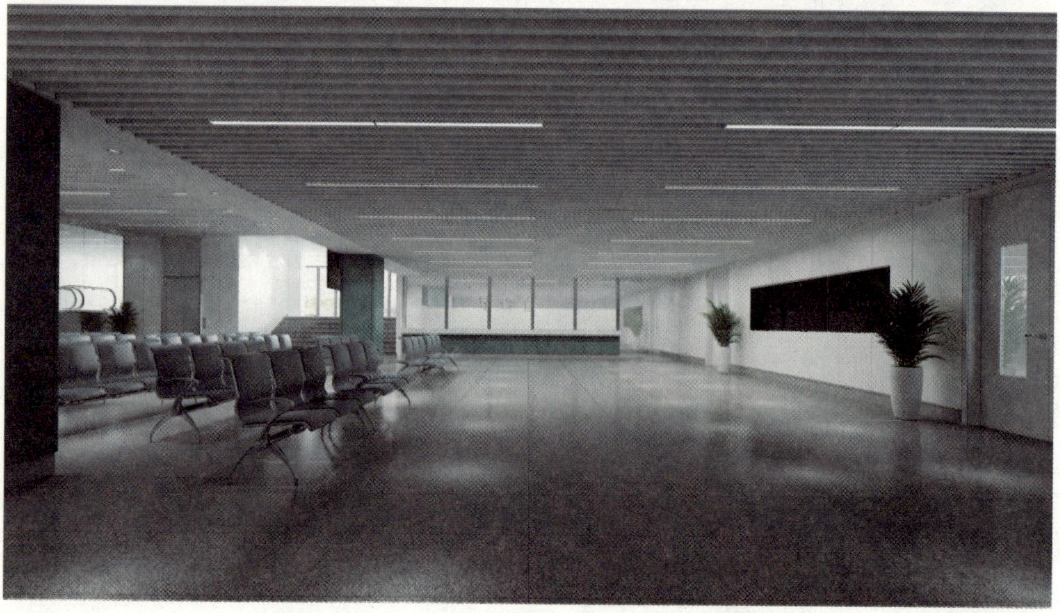

与地铁 5 号线直接联通

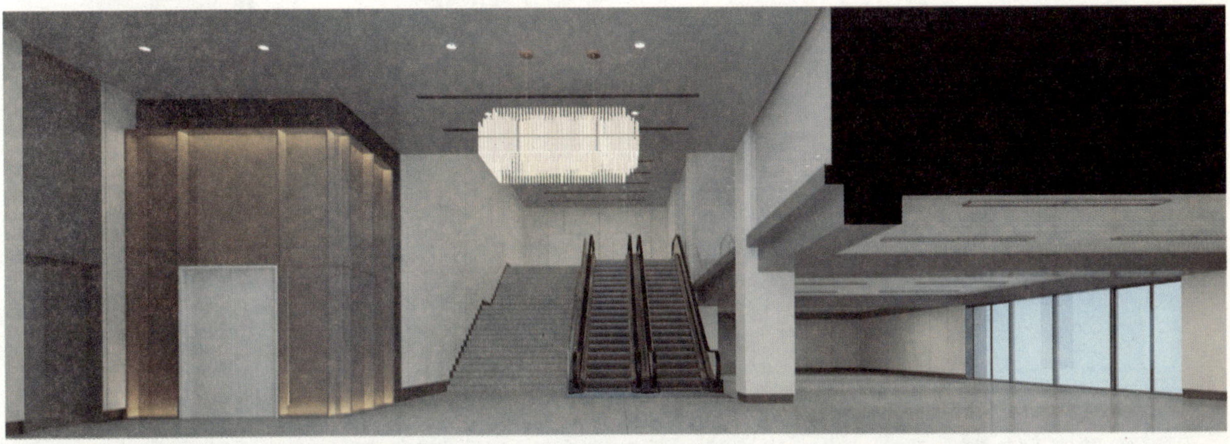

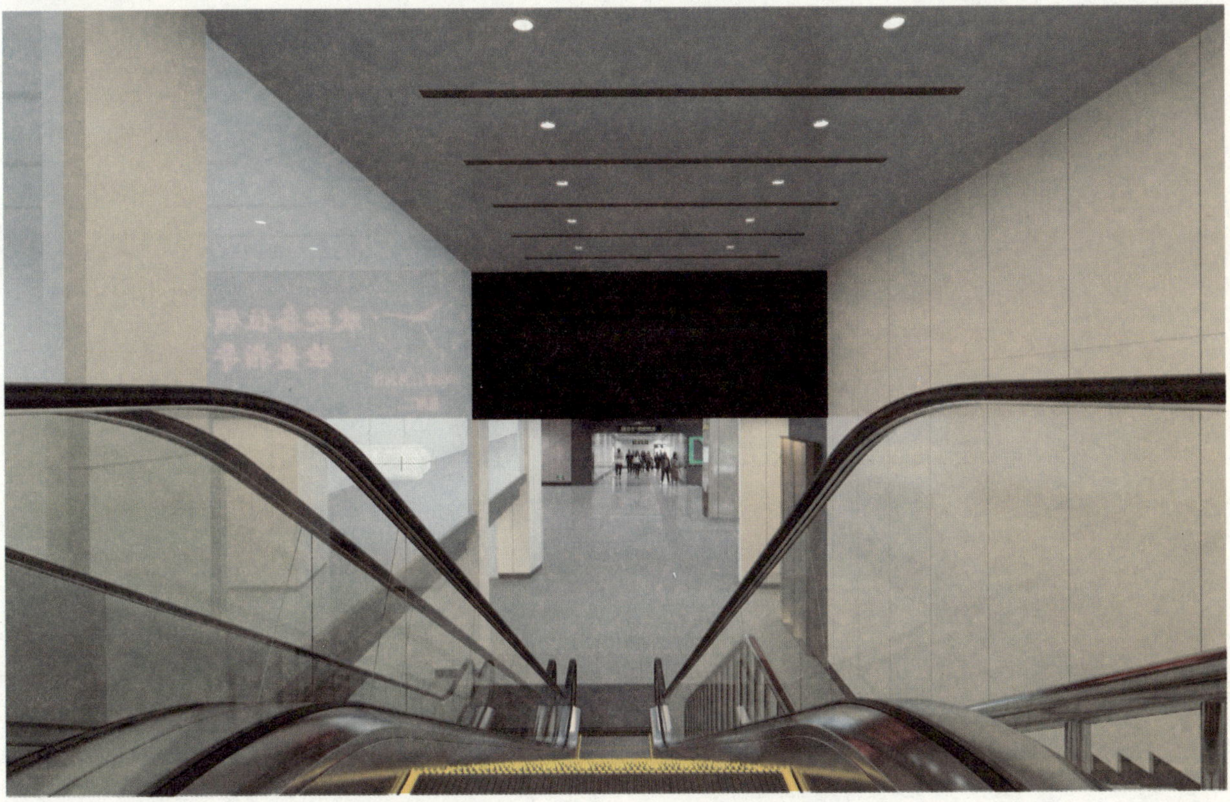

增加医技检查设备

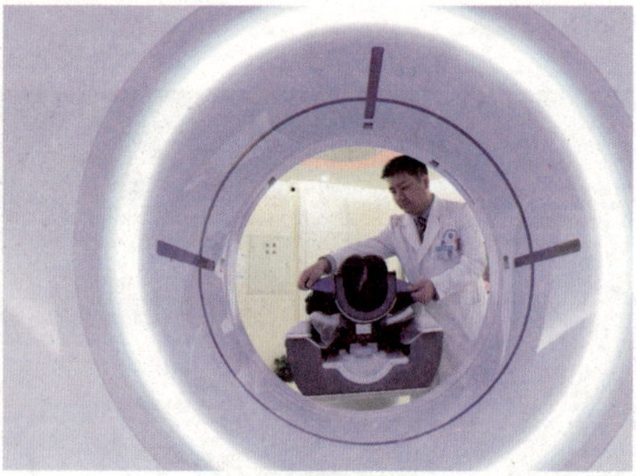

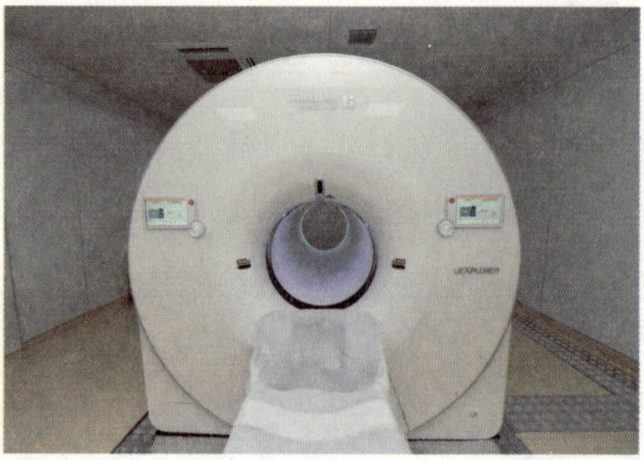

未来，河南省人民医院将继续坚持保障人民健康安全的理念，依托完善的医疗健康服务生态系统，进一步推动“医防融合”，进一步加强多院区、院中院、院中中心公共卫生体系的联防联控，进一步加强在138家互联智慧分级诊疗体系协作医院的公共卫生防控远程会诊指导、区域引领作用。同时，以生态论、系统论、协同论、制度论、信息论、资源论为方法论基础，坚持以人为本、分级负责、快速反应、加强管理的原则，把保障公众健康和生命安全作为首要任务，最大限度地减少突发公共卫生事件造成的人员伤亡和危害；根据有关法律法规、医院的规章制度，建立健全分类管理、分级负责应急管理体制，充分发挥专业应急指挥机构的作用，使应对突发公共卫生事件的工作规范化、制度化；加强应急管理队伍建设，建立联动协调制度，充分动员和发挥各个科室的协同作用，建立统一指挥、反应灵敏、功能齐全、协调有序、运转高效的应急管理机制，构建一个覆盖全民的公共卫生危机管理生态系统，实现由以医疗救治为主到以疫病防控为主、由单体机构防控到联防联控、由规模化投入到内涵式投入、由被动应答到主动预警、由线下服务到线上线下融合服务等的理念转变，进一步探索更为高效的公共卫生医学管理体系和医疗健康服务生态系统，为保障全省人民健康做出更大的贡献。